Norbert Kohnen

Von der Schmerzlichkeit des Schmerzerlebens

Wie fremde Kulturen Schmerzen wahrnehmen, erleben und bewältigen.

pvv

Inhalt

Vorwort

„Für den Patienten unserer Tage ist der Schmerz meist nur eine lästige Betriebsstörung im Organismus, die so rasch und problemlos behoben werden muß wie etwa ein Defekt in seinem Auto.

Der Arzt wird zum Techniker der Schmerzbekämpfung, die Praxis oder Klinik zur Reparaturstelle für den Betriebsschaden „Schmerz". Die Wissenschaft untersucht den Schmerz in seinen Teilaspekten und das heißt: in Abstraktionen, ohne damit das konkrete Schmerzerleben selbst objektivieren zu können. Von diesen drei Seiten her droht der Blick verdeckt zu werden für das eigentlich Menschliche am Schmerz des Menschen: für den **Schmerz als Erleben, als Erleiden und als Impuls zu seiner Deutung und Wertung.** Die Fähigkeit, sich mit dem Schmerz auseinanderzusetzen, nach seinem **Sinn** zu fragen, der Spielraum der Reflexion – das ist es, was den Schmerz des Menschen als eines geschichtlichen Wesens fundamental vom Schmerz des Tieres unterscheidet. Die Geschichte des menschlichen Schmerzes gehört zur Geschichte menschlichen Leidens. Es ist die Geschichte des vom Geist der Epochen bestimmten Wandels der Haltung des Menschen zum Schmerz: der bejahenden oder verneinenden Deutung seines Sinns im Da sein, der Wege zu seiner Bewältigung, aber auch der Möglichkeiten des Überwältigtwerdens von ihm, der Auflehnung oder der Kapitulation" (JANZ 1972).

Diese Schrift gründet sich auf den Erfahrungen wissenschaftlicher Untersuchungen des Schmerzbegriffes bei mehr als 600 Probanden (Survey mittels eines Schmerzfragebogens bei medizinischen Laien), der wissenschaftlichen Untersuchung des Schmerzbegriffes in fremden Kulturen, insbesondere bei den Cabuntogueños, einer philippinischen Fischergruppe, mit insgesamt zweijährigem Feldforschungsaufenthalt (Untersuchung von 500 Patienten in einer Health Station), Untersuchungen zum Schmerzbegriff in Australien, Frankreich, Kuba und vor allem den persönlichen Erfahrungen einer 30-jährigen ärztlichen Tätigkeit, bei der die wissenschaftlichen Ergebnisse zum Schmerzbegriff in der Praxis reflektiert werden konnten.

Die Schrift richtet sich an praktizierende Ärzte, um ihnen die Hintergründe der Schmerzwahrnehmung und des Schmerzerlebens fremdländischer Patienten und vor allem auch das Schmerzerleben der eigenen deutschen Bevölkerung offen zu legen und verständlich zu machen. Denn es hat sich gezeigt, dass wir Ärzte ebenfalls einen sehr eigentümlichen Schmerzbegriff haben, der von dem unserer Patienten abweicht. So gibt es grundsätzliche und allgemein menschliche Bedürfnisse, die bei der Schmerzbehandlung berücksichtigt werden sollten. Für mich wurden diese grundsätzlichen menschlichen Basisbedürfnisse (Basic Needs) erst bei der Untersuchung einer nicht industrialisierten Kultur, bei der Untersuchung des Schmerzbegriffes bei den Cabuntogueños, deutlich.

Norbert Kohnen

Einleitung und Fragestellung

Welchem praktizierenden Arzt ist folgende Situation nicht bekannt? Ein ausländischer Patient nimmt gequält vor dem behandelnden Arzt Platz. Mit leidvollem Gesichtsausdruck präsentiert er seine Leidensgeschichte: „Doktor, ich überall Schmerz". Noch lange bevor wir durch Palpation oder durch Beklopfen der Körperoberfläche die Lokalisation des Schmerzes ausmachen können, wissen wir, dass, ganz gleich wo wir bei solchen Patienten palpieren oder Berührungsreize setzen werden, immer die gleiche Antwort folgt: „Ich viel Schmerz, Doktor, ich überall Schmerz".

Bei der Wahrnehmung solcher Schmerzpräsentationen stellt sich die Frage:

1. Nehmen Patienten aus anderen Kulturen Schmerzen anders als deutsche Mitpatienten wahr? Haben sie also eine andere **Schmerzperzeption?**
2. Haben sie einen anderen und zwar erweiterten **Schmerzbegriff?** Das heißt, denken sie anders über Schmerzen als deutsche Mitpatienten?
3. Oder erleben sie Schmerzen anders als deutsche Mitpatienten? Haben sie also ein anderes **Schmerzerleben?**

An dieser Stelle seien einige persönliche Erfahrungen und Anmerkungen erlaubt. Wenn es so ist, dass uns praktizierenden Ärzten die Krankheitswahrnehmung und das Krankheitserleben ausländischer Patienten fraglich erscheint, dann haben wir noch kein Kognitionsmuster für dieses Verhalten erlernt und genau dies war meine persönliche Erfahrung, als ich als Assistenzarzt in einer größeren Kölner Klinik nach dem Studium in der Zentralaufnahme häufiger ausländischen Patienten und ihren Schmerzäußerungen gegenüberstand. Doch auch meine Kollegen hatten für dieses Verhalten keine Wahrnehmungsmuster im Studium erlernt. So umschrieben wir dieses Verhalten mit einer Vielzahl nicht wertend gemeinter Diagnosebezeichnungen wie „vegetative Dystonie, das Mittelmeersyndrom, Mater Dolorosa-Syndrom". Die Diagnose „vegetative Dystonie", eine damals häufige Diagnose, die nebenbei überwiegend nur in Deutschland gestellt wurde, war der Ausdruck dafür, dass man „nicht so genau wusste, welche Ursache vorlag und das Krankheitsbild wohl mit den Nerven zu tun hatte. Höchstwahrscheinlich sogar mit dem rätselhaften vegetativen Nervensystem".

Eine weitere persönliche Erfahrung war, dass bei der Untersuchung der philippinischen Fischergruppe aus Cabuntog deutlich wurde, dass die Cabuntogueños einen erweiterten Schmerzbegriff besaßen und z. B. Erblinden, Blindheit, Taubheit und Geistesschwäche für schmerzhaft hielten. In einem Artikel (KOHNEN 1989) veröffentlichte ich diese Beobachtungen und schloss mit dem Ergebnis, dass die Cabuntogueños emotionale Schmerzfaktoren stärker betonen würden als wir Deutsche dies tun.

Als ich nun 1998 von dem Leiter der Tutzinger Schmerzklinik eingeladen wurde, um auf dem Tutzinger Schmerzkongress über meine Erfahrungen zum Schmerzbegriff der philippinischen Fischergruppe zu berichten, stellte ich fest, dass ich zwar

Paralleluntersuchungen zum Krankheitserleben und Körpererleben durchgeführt hatte, mir aber Vergleichsuntersuchungen zum Schmerzbegriff und zum Schmerzerleben einer deutschen Bevölkerung fehlten. In den darauf folgenden Jahren befragte ich hierzu mehr als 600 Probanden und kam zu dem Ergebnis, dass auch die deutsche Bevölkerung, ähnlich wie die Philippinos, über Schmerzen urteilt und einen „erweiterten" Schmerzbegriff hat.

Die Tatsache allerdings, zu behaupten, dass die Allgemeinbevölkerung einen „erweiterten" Schmerzbegriff besitze, ist arztzentriert gedacht. Viel eher verhält es sich doch so, dass **der** Schmerzbegriff der Allgemeinbevölkerung der Schmerzbegriff in einer Gesellschaft ist, und die Ärzte darüber nachdenken müssen, ob nicht sie es sind, die einen abweichenden Schmerzbegriff haben. So folgten Untersuchungen zum Schmerzbegriff der Ärzte, deren Ergebnisse im Folgenden präsentiert werden sollen.

Neben den bereits gestellten Fragen, ob denn Patienten aus anderen, fremden Kulturen eine von deutschen Patienten unterschiedliche Schmerzwahrnehmung oder ein unterschiedliches Schmerzerleben haben, sollen die Fragen beantwortet werden, welchen Schmerzbegriff denn unsere deutschen Patienten und welchen Schmerzbegriff die Ärzte haben.

Erleben ist ein Gefühl, das uns wie die Stimmung stets begleitet. Stimmungen, Gefühle und das Erleben sind die Antwort über die Stimmigkeit unserer Vermögen, unserer verfügbaren Mittel und Werkzeuge, in Angesicht der Lebensherausforderungen, der Lebenserwartungen wie der Lebensbewältigung in theoretischer und praktischer Weise überhaupt. Diese Reflexionen auf das Notwendige und Mögliche begleiten unser Leben und äußern sich als angenehme und unangenehme Grund- oder Lebensbefindlichkeiten. Entsprechend nennen wir ihre Störungen auch die Befindlichkeitsstörungen, die selbst wenig differenziert, unreflektiert und nicht analysiert sich uns bloß als angenehme und unangenehme Grundstimmungen präsentieren.

So enthüllt sich uns ein gestörter Lebensvollzug anfänglich als bloßes unangenehmes Gefühl. Wird er reflektiert und bewusst erkannt, worin der Mangel besteht, dann wird aus der unangenehmen Befindlichkeitsstörung ein schmerzlicher Schmerz. Die Schmerzlichkeit ist also ein unangenehmes Gefühl, das die Reflexion auf den eingeschränkten Lebensvollzug begleitet. In dieser Gestalt ist die Schmerzlichkeit des Schmerzes eine Form des Erlebens und nicht des körperlichen Schmerzes. Die Schmerzlichkeit wird verstärkt, wenn Lebensvollzüge chronisch gestört werden (Blindheit, Taubheit, Geistesschwäche, Sucht, Schlaganfall, Lähmungen, Verbrennungen und der Schmerz selbst). Ein chronischer somatischer Schmerz kann selbst zur Schmerzlichkeit führen, wenn er dauerhaft die Lebensvollzüge behindert.

1

Schmerzen empfinden und wahrnehmen

– Nozizeption –

Die Schmerzwahrnehmung ist von kulturellen und individuellen Faktoren beeinflusst. Gesellschaftliche Einflüsse wie Normen und Werte der Schmerzäußerung und individuelle biographische Einflüsse wie die erlernte und selbst erworbene Deutung und die Bedeutung des Schmerzes für den eigenen Körper wie für den eigenen Lebenslauf, die Lebensbewältigung und das ganze Leben sowie der ihm zugesprochene Sinn prägen das Schmerzerleben. Die Einflussfaktoren des Schmerzerlebens sind innerhalb der einzelnen Kultur wie transkulturell unterschiedlich.

1.1

Schmerzempfindung

Die Empfindungsschwelle ist in allen Kulturen gleich

Nach MELZACK (1978, p. 17) ist offensichtlich, „dass Schmerz wesentlich variabler und wandlungsfähiger ist, als es die Menschen in der Vergangenheit geglaubt hatten. Schmerz ändert sich von Person zu Person, von Kultur zu Kultur. Reize, die bei einer Person unerträglichen Schmerz hervorrufen, werden von einer anderen, ohne mit der Wimper zu zucken, ertragen."

Interkulturelle Unterschiede bezüglich der **Empfindungsschwelle** (das ist die geringste Reizstärke, die nötig ist, um eine Empfindung auszulösen) wurden nicht gefunden. STERNBACH UND TURSKY (1965) stellten Empfindungsschwellenmessungen bei Frauen verschiedener ethnischer Gruppen an: Italienerinnen, Jüdinnen, Irinnen und Frauen alteingesessener amerikanischer Familien. Fehlende Unterschiede zwischen den Gruppen bezüglich der Empfindungsschwelle legen die Annahme nahe, dass die Empfindungsschwelle unabhängig vom kulturellen Hintergrund einheitlich ist. Daraus folgert MELZACK (1978), dass der sensorische Leistungsapparat bei allen Menschen ähnlich funktioniert.

1.2

Schmerzwahrnehmung

Die Schmerzschwelle ist zwischen den Kulturen unterschiedlich

Die **Schmerzschwelle** ist der Punkt, an dem eine Person einen Stimulusreiz als schmerzhaft empfindet. CLARK UND CLARK (1980) benutzten elektrische Reize zur Schmerzschwellenmessung und stellten fest, dass bei nepalesischen Trägern und bei westlichen Touristen die Empfindungsschwelle gleich hoch war, dass die Nepalesen allerdings erst bei einem höheren Stimulus den Reiz als schmerzhaft empfanden. Nach HARDY, WOLFF UND GOODELL (1952) wurden Hitzereize von Ethnien, die aus dem Mittelmeerraum stammen, schon als schmerzhaft wahrgenommen, die Nordeuropäer noch als warm bezeichneten.

1.3

Schmerztoleranz

Die Schmerztoleranz ist zwischen den Kulturen unterschiedlich

Hauptunterschiede zwischen den genannten Gruppen fanden STERNBACH ET AL. (1974) in den Toleranzkomponenten des

Schmerzes. **Schmerztoleranz** ist der Punkt, an dem sich eine Person einem Stimulusreiz entziehen will. Italienerinnen zeigten die niedrigsten Schmerztoleranzwerte. Amerikanische und irische Frauen fielen durch wesentlich höhere Schmerztoleranz auf. Sie zeigten kaum Schmerzreaktionen, während italienische und jüdische Frauen deutlich Schmerzverhalten demonstrierten. Psychophysiologische Parameter verdeutlichen die Daten. In Antizipation des elektrischen Reizes traten biphasische Potentiale der Hautleitfähigkeit auf, die im Laufe der Gewöhnung in monophasische Fluktuationen übergingen. STERNBACH UND TURSKY fanden bei den amerikanischen Frauen die schnellsten Gewöhnungsraten. Die Ergebnisse bestätigen die Theorie von PETRIE (1960), dass Reizverminderer (Reduser) Schmerzen am besten tolerieren, da sie wie die amerikanischen Versuchspersonen versuchen, durch eine Hemmung emotionalen Ausdruckverhaltens die Schmerzen zu blockieren.

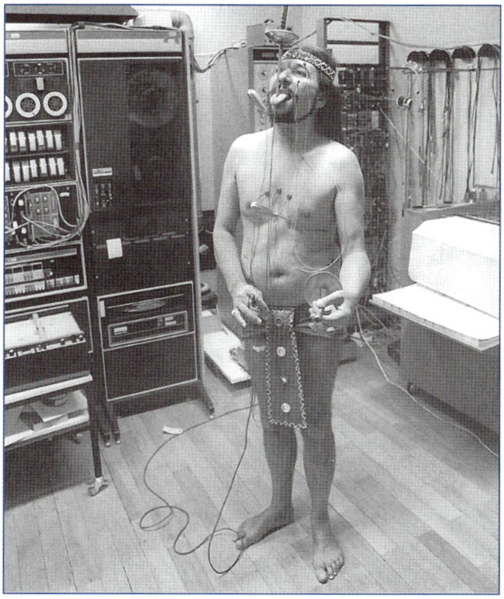

Abb. 1.1: Die Schmerzempfindung und Schmerzwahrnehmung eines Fakirs wird unter wissenschaftlich klinischen Bedingungen untersucht (Aus LARBIG: Schmerz 1982 Abb. 43)

Beobachtungen und wissenschaftliche Untersuchungen von LARBIG (1982, 1989) belegen MELZACKS Feststellung, dass in verschiedenen Kulturen Initiationsriten und andere Rituale, die unmittelbar mit intensiven Schmerzreizen in Verbindung stehen, ohne oder mit nur geringem Schmerzausdruck und geringer Schmerzwahrnehmung durchgeführt werden. LARBIG (1982) untersuchte unter laborexperimentellen Bedingungen mit EEG-Ableitungen und blutchemischer Bestimmung der Adrenalin- und Noradrenalin-Ausschüttung Feuerläufer aus Nordgriechenland, Zelebranten des so genannten Haken-Hänge-Rituals in Sri Lanka und einen Fakir mongolischer Abstammung. Beim Haken-Hänge-Ritual wurden dem Zelebranten sechs bis acht Stahlhaken, die mit Seilen an der Spitze eines fahrbaren Holzkarrens befestigt sind, durch die Haut in die Rückenmuskulatur gestoßen. Der Fakir durchbohrte allabendlich seine Zunge mit vier 50 cm langen spitzen Dolchen.

Schmerzwahrnehmung ist von der Erziehung, den kulturellen Normen und Werten, dem erlernten Verhalten sowie von eigenen Sozialisationserfahrungen abhängig.

1.4

Schmerzäußerungen

Kulturelle Bedeutung des Schmerzes in der Schmerz- und Lebensbewältigung

In einer Studie an schwarzen, puertoricanischen und weißen Zahnarztpatienten wurden Einstellungen zum Schmerz untersucht, die als wesentliche Ursache für Unterschiede in der Schmerztoleranz angesehen werden. Es ergaben sich zwischen den Gruppen signifikante Einstellungsunterschiede, die durch folgende Aussagen ermittelt wurden: „Der beste Weg mit dem Schmerz fertig zu werden, ist, ihn zu ignorieren. Es ist ein Zeichen von Schwäche, dem Schmerz nachzugeben. Wenn ich krank werde, möchte ich, dass der Arzt die Schmerzen beseitigt." Diese Einstellungen, die im Wesentlichen die Abwehr, sich mit dem Schmerz auseinander zu setzen, widerspiegeln, wurden am stärksten von puertoricanischen Patienten, weniger ausgeprägt von dunkelhäutigen Probanden („Schwarzen") und am schwächsten von hellhäutigen Probanden („Weißen") vertreten (WEISENBERG 1982). MERSKEY UND SPEAR (1967) fanden keinen Unterschied in der Schmerzreaktion (Druckalgometertest) zwischen „Weißen und Schwarzen".

CHAPMAN UND JONES (1944) untersuchten die Schmerzantworten nach Hitzereizen bei Amerikanern aus Südafrika und Nordeuropa, bei Amerikanern russisch-jüdischer und italienischer Abstammung. Es fiel auf, dass die italienischen Amerikaner ihre Schmerzen deutlich in Worten äußerten, während die afrikanischen Amerikaner ihre Schmerzen nicht durch Worte sondern durch Gesten ausdrückten.

WISSLER (1921) berichtet von den nordamerikanischen Plains-Indianern, bei denen eine besonders hohe Schmerztoleranz beobachtet wurde. Junge Männer stechen sich bei der „Sonnentanz-Zeremonie" mit Speeren in die Brust und tanzen vor einem Gottheitssymbol, bis sich Teile der Haut vom Leib lösen. Die hohe Schmerztoleranzgrenze geht nach Ansicht der Autoren auf die individuellen und gesellschaftlichen Erwartungen der jungen Männer zurück, die durch diese Zeremonie Erfolg, Ansehen und Vertrauen der älteren Generation gewinnen. In dieser Weise ist das Verhalten in Schmerzsituationen der sozialen Umwelt angepasst, da die Gruppe das individuelle Verhalten bewertet und es prägt.

Natürlich üben neben diesen kulturellen Einflüssen die individuellen, persönlichen physischen und psychologischen Faktoren einen wesentlichen Einfluss auf das Schmerzerleben aus, so dass trotz des kulturellen Hintergrundes, der gesellschaftlichen Erziehung, aller vermittelter und anerzogener Werte und Bewertungen, trotz der Sozialisation jede einzelne Person ein individuelles Verhalten bei Schmerzen zeigt.

Die individuellen Schmerzäußerungen sind erworben und von kulturellen Werten, Normen und der Biographie geprägt

Nach WEISENBERG (1982) scheinen die uneinheitlichen Daten in der transkulturellen Schmerzforschung teilweise auf Stichprobeneffekte zurückzugehen. Es sei fraglich, ob dieselben Ergebnisse hinsichtlich soziokultureller Schmerzreaktionen bei verschiedenen rassischen Personengruppen mit Versuchsleitern unterschiedlicher ethnischer Herkunft zu Stande kämen. Ethnokulturelle Unterschiede in der Art Schmerz zu äußern, wurden in der klassischen Studie des Anthropologen ZBOROWSKI (1952) anhand von Interviews und Beobachtungen an irischen, jüdischen, italienischen und alteingesessenen amerikanischen (Protestanten britischer

Abstammung) Schmerzpatienten mit vorwiegend neurologischen Erkrankungen, wie Diskushernien mit Wurzelreizung und spinalen Läsionen, untersucht. Miteinbezogen wurden auch Familienangehörige, die zu ihrer Haltung gegenüber Schmerz und Schmerzäußerungen befragt wurden. Jüdische und italienische Patienten zeigten emotionale Schmerzreaktionen. Den Interviewdaten ist zu entnehmen, dass beide Gruppen eine niedrige Schmerzschwelle haben. Jüdische Patienten verhalten sich eher pessimistisch gegenüber Ursache und Therapie der Schmerzen. Die Italiener versuchen, sofortige Hilfe in Anspruch zu nehmen, die sie dann schnell zufrieden stellt. Die Amerikaner zeichnen sich durch phlegmatische und nüchterne Einschätzung der Schmerzen aus und ertragen die Schmerzen ohne entsprechende Schmerzäußerungen. Irische Versuchspersonen zeigen sich ebenfalls zurückhaltend im Schmerzausdruck, ziehen sich von Familie und Freunden zurück, teilweise um unbeobachtet ihren Schmerz auszudrücken.

ABU-SAAD (1984) untersuchte die verbalen Äußerungen für Schmerzen von amerikanischen Kindern arabischer, asiatischer und lateinamerikanischer Abstammung. Die arabisch-amerikanischen Kinder benutzten allgemeine Beschreibungen wie schlimm **(sore)**, unangenehm **(uncomfortable)** und kribbelig **(tingling)**, um Schmerzen zu benennen. Asiatische Kinder beschrieben den Schmerz als Furcht erregend **(scary)**, lähmend **(paralysing)** und kalt **(cold)**. Lateinamerikanische sprachen von verletzenden **(hitting)**, fürchterlichen **(terrible)** und krank machenden **(sickening)** Empfindungen. Alle Kinder dieser drei Kulturen waren sich darin einig, dass sie sich bei Schmerzen elendig **(miserable)**, scheußlich **(awful)** und ängstlich **(scared)** fühlten. Die asiatischen und arabischen Kinder erklärten häufig, dass sie sich bei Schmerzen erregt **(nervous)**, verlegen **(embarrassed)** und ungehalten **(angry)** fühlten, während die lateinamerikanischen Kinder sich einfach schlecht **(bad)** fühlten.

PERKOFF UND STAND (1973) stellten unterschiedliche Schmerzäußerungen bei Herzinfarktpatienten fest. Weiße Patienten berichteten über Brustschmerzen, während die dunkelhäutigen eher über Luftnot klagten.

Kulturelle Bewertungen einzelner Zeichen und gesellschaftliche Normen bestimmen die Aufmerksamkeit und die Wahrnehmung von sinnlichen Phänomenen. HELLER beschreibt, dass die Tamang aus Cautara in Nepal immer schon die gefürchteten Ödeme an ihrem Körper entdeckten, wo der westliche Arzt noch nichts wahrnahm, wohingegen umgekehrt der westliche Arzt Husten und Bronchitiden diagnostizierte, denen die Nepalesen keine Bedeutung zumaßen (HELLER 1977, 1985 p. 151-157). Amerikaner mexikanischer Abstammung sollen Schmerzzeichen seltener ihre Aufmerksamkeit schenken, weil sie Schmerzen als mangelndes Durchhaltevermögen und als Zeichen der Schwäche deuten (CALATRELLA 1980). Allerdings ist es erlaubt und gesellschaftlich akzeptiert, bei Schmerzen zu jammern. Dieses Jammern wird als angemessener Ausdruck angesehen, Schmerzen zu äußern, und ist bei ihnen eine kulturell anerkannte Form, Schmerzen zu bewältigen.

HILBERT (1984) stellte fest, dass Patienten mit chronischen Schmerzen sich oft in einer sozialen Isolation befinden, weil ihnen die Möglichkeit fehlt, die kulturell erworbenen Erklärungen, Ausdrucksmöglichkeiten und Bewältigungsstrategien des Schmerzes anzuwenden. Er berichtet, dass diese Menschen ihre Schmerzen und Schmerzbewältigungsstrategien oft verbergen. KOTARBA wies 1983 nach, dass Patienten mit chronischen Schmerzsyndromen vielfach davon überzeugt waren, dass ihr Zustand vor allem durch persönliche und weniger durch medizinische Probleme hervorgerufen würde. Ihre Schmerzen waren durch eine Reihe von Erwartungen wie Hoffnung, Furcht und Vertrauen beeinflusst. Diese Erwartungen waren kulturell verwurzelt. Beispielsweise konnten stark religiöse Probanden ihre Schmerzen durch Sinn und Ausdruck religiöser Doktrinen erklären. In Japan besteht die Vorstellung, dass Bauchschmerzen Ausdruck einer geistigen Disharmonie sind, weil man glaubt, dass das Abdomen der Sitz der Seele ist (OHNUKI-TIERNEY 1984).

Der Unterschied der Schmerzwahrnehmung und der Schmerzäußerung zwischen den Geschlechtern soll darin bestehen, dass Frauen Schmerzen offener zeigen als Männer und offener über Schmerzen mit Freundinnen und medizinischem Personal sprechen. Frauen haben in jüngeren Jahren schon mehr Erfahrungen mit Schmerzen als Männer, meist Menstruationsbeschwerden oder Geburtsschmerzen. Folglich sollen sie mit Schmerzen vertrauter sein und sie als einen natürlichen Teil ihres Lebens begreifen (ENCANDELA 1993).

Wenn die physiologischen Aspekte der Schmerzleitung und Schmerzempfindung generell gesprochen bei allen Menschen und in allen Kulturen gleich sind, so müssen andere Faktoren für die unterschiedlichen Äußerungen von Schmerz verantwortlich sein. Eine kulturelle Variable des Schmerzerlebens ist die Schmerztoleranz. Andere Faktoren sind das Lernen und Erlernen von Schmerzverhalten, die kognitiven Prozesse (Körperwahrnehmung und Schmerz, Aufmerksamkeit, Ablenkungen, die tatsächliche und die vermeintliche Kontrolle über Schmerz und Hilflosigkeit insbesondere bei Unvorhersagbarkeit und Unkontrollierbarkeit des Schmerzes), soziale und persönliche individuelle Faktoren.

Alle diese Faktoren werden in den üblichen Lehrbüchern zum Schmerz diskutiert. Bei der Diskussion kultureller Faktoren des Schmerzes ist ein weiterer Aspekt hilfreich, und zwar die Reflexion der Schmerzwahrnehmung auf Bedeutung und Sinn für die Lebensführung und auf das persönliche Leben insgesamt. Eine solche Reflexion erfolgt in einer industrialisierten und individual orientierten Gesellschaft anders als in einer nicht industrialisierten, sozial- und familienorientierten (traditionellen) Gesellschaft. Schmerzen werden in diesen Gesellschaften aufgrund solcher Reflexionen unterschiedlich erlebt. Im **Schmerzerleben** erfassen wir neben der Empfindung und Wahrnehmung auch die Schmerzverarbeitung in ihren unterschiedlichen kulturellen Interpretationen über Herkunft, Bedeutung und Sinn des Schmerzphänomens.

2

Schmerzen erklären und begreifen

– Denken und Assoziation –

Schmerz ist ein unangenehmes Erlebnis, das der Mensch nach ASKLEPIADES AUS BITHYNIEN seit jeher versucht **tuto, cito et jucunde,** sicher, schnell und angenehm, zu beseitigen. Hierzu benötigt er wirksame Handlungskonzepte. Nun steht vor jedem Handlungskonzept ein Erklärungskonzept. Erklärt und gelehrt wird in Begriffen. So ist im einzelnen Schmerzbegriff alles das enthalten, was die Menschen der einzelnen Kulturen über Schmerzen denken, wissen und was sie mit diesem Phänomen assoziieren.

In unserer abendländischen Kultur entwickelte sich der Schmerzbegriff geschichtlich aus dem allgemeinen Krankheitsbegriff, indem zwischen Krankheit und Schmerz unterschieden wurde. Anfänglich umfasste die Bezeichnung für Schmerz sowohl die körperlichen als auch die seelischen Missempfindungen, ein weiter Schmerzbegriff, der noch heute bei vielen ethnischen Gruppen nachweisbar ist und den ich z. B. bei Forschungen auf den Philippinen bei den Cabuntogueños fand (KOHNEN 1989). Erst im Denken RENÉ DESCARTES (1596 – 1650) und später in der wissenschaftlichen Forschung wuchs das Bewusstsein für eine Unterscheidung zwischen den körperlichen und seelischen Schmerzen.

2.1

Geschichtliche Erklärungen des Schmerzes

Der logische Schmerzbegriff der Griechen Unterscheidung des Krankheits- und Schmerzerlebens

In den ersten medizinischen Schriften des Altertums wurde noch nicht streng zwischen dem Krankheits- und dem Schmerzbegriff unterschieden. POLYBOS, der Schwiegersohn des HIPPOKRATES (460 - 375 v. Chr.), sagt:

„Der Körper des Menschen enthält in sich Blut, Schleim, gelbe und schwarze Galle, sie stellen die Natur seines Körpers dar und ihretwegen empfindet er Schmerzen und ist er gesund. Gesund ist er nun besonders dann, wenn diese Substanzen in ihrer wechselseitigen Wirkung und in ihrer Menge das richtige Verhältnis aufweisen und am besten gemischt sind; Schmerzen empfindet er, wenn sich eine von diesen Substanzen in geringerer oder größerer Menge im Körper absondert und nicht mit allen genannten gemischt ist."

(POLYBOS / HIPPOKRATES: Über die Natur des Menschen, Kap. 4: s. griechischen Text MÜRI 1979 p. 191-192)

Im Altgriechischen findet sich der gemeinsame Wortstamm **algos, algia** und **algedon.** Er bezeichnete sowohl physische als auch psychische Schmerzbereiche. So sprechen wir in unserer medizinischen Terminologie noch heute von einer **Arthralgie** (somatischer Gelenkschmerz) und von einer **Nostalgie** (seelischer Sehnsuchtsschmerz). **Algema** umschrieb später den rein körperlichen und **algesis** den Seelenschmerz.

Die Bezeichnung des Schmerzerlebens bei Germanen ist auch sehr viel umfassender als der neuzeitliche Schmerzbegriff. Ursprünglich bezeichnet das Wort **Pein** auch sowohl die seelischen wie die körperlichen Aspekte des Schmerzes. Im späten Mittelalter war die „peinliche Befragung" vor Gericht mit körperlichen Schmerzen verbunden, denn es war eine Befragung unter der Folter. Im Englischen bezeichnet das aus dem Urgermanischen stammende Wort **pain** heute gleichfalls den Körper- und Seelenschmerz, und das indogermanisch verwandte lateinische **poena** = Strafe weist darauf hin, dass Strafe in alter Zeit mit Schmerzen verbunden war (MICHLER 1979).

Experimentelle Forschungen im 18. und 19. Jahrhundert leiteten eine Entwicklung in der Schmerzforschung und Schmerztherapie ein, die heute noch nicht abgeschlossen ist, und die den Bedeutungsgehalt des Begriffs Schmerz erheblich veränderte. Indem man nach bewährter naturwissenschaftlicher Methode das Hauptproblem in Einzelprobleme zerlegte, kam man zur Trennung der Schmerzempfindung vom Schmerzerleben. Durch weitere Zergliederung sind hinsichtlich der Schmerzempfindung in Histologie, Physiologie und Biochemie bestimmte Teile des Schmerzgeschehens naturwissenschaftlich fassbar und definierbar geworden. Die Einengung des Schmerzbegriffs auf einen rein körperlich-somatischen Aspekt in den medizinischen Wissenschaften ist der vorläufige Endpunkt einer Entwicklung und wissenschaftlichen Spezialisierung im Laufe der abendländischen Geschichte.

Der traditionelle reflexive Schmerzbegriff (Sinn und Bedeutung)

Schmerzen wurden jahrtausendelang als Ausbleiben des Wohlbefindens empfunden und in ihren ersten Bestimmungen als Grundübel der Natur und als das Leiden der Seele an der Schadhaftigkeit der Welt gedacht. So wie nach ARISTOTELES Krankheit Ausbleiben und Mangel der Gesundheit ist (KOHNEN 1978), so wird Schmerz als defizienter Modus **(steresis, Mangel)** ganz unmittelbar in die gedankliche Ordnung aufgenommen als ein Zeichen für diesen allgemeinen Mangel der Natur, der sich in Krankheit, Leid und Tod äußert. Ob dieser Mangel nun verstanden wird als Disharmonie unter den Elementen und Qualitäten des Kosmos, wie bei den hippokratischen Ärzten, oder als notwendig defizienter Modus alles Daseienden in seiner Vielfalt, wie bei den Neuplatonikern und Gnostikern, oder wie bei den Christen als Folge des Sündenfalles, immer liegt die Auffassung zu Grunde, dass die Natur der Dinge wesenhaft verdorben ist und dass dies letztlich die Ursache des Schmerzes ist. In dieser ursprünglichen kognitiven Ordnung gibt es weder den isolierbaren Körperschmerz noch den reinen Seelenschmerz.

Umbewertung des Schmerzbegriffs im 17. Jahrhundert: Schmerz ist gut, er ist Wächter und Hüter des Lebens

Der historische Prozess, in dem eine Umbewertung und eine neue Einstellung zur Deutung des Schmerzes gewonnen wird, vollzieht sich im 17. Jahrhundert und lässt sich nach TOELLNER (1971) in drei Stadien beschreiben: Im Denken RENÉ DESCARTES (1596 – 1650), wird erstmals eine Trennung der Einheit aus Körper und Seele vollzogen und der Schmerz mit allen anderen Affekten der Seele schließlich ohne Einschränkung nicht mehr als Übel angesehen, sondern gut genannt. Mit dem Satz „Wir sehen, dass sie alle [die Affekte] ihrer Natur nach gut sind", schließt DESCARTES seine Argumentation in den **Passions de l' âme** (DESCARTES 1692 p. 91).

DESCARTES trennt den Leib von der Seele und versteht den entseelten Körper als technischen Apparat, als kunstvoll aufgebaute Maschine. Er stellt eine neue kognitive Sicht, eine neue systematische Wahrnehmungsordnung auf, infolge derer der Schmerzvorgang zu einem rein körperlichen Empfinden wird und die Schmerzreaktion zu einem Reflex. Der Körperschmerz löst Schutz- und Abwehrreaktionen aus, die allesamt auf Nervenbahnen ihren Weg über die Epiphyse nehmen. Erst in der Epiphyse als dem Sitz der Seele entsteht das Schmerzerlebnis, aus dem die Seele lernt, das Schädliche zu vermeiden (Abbildung 2.1). Diese teleologische Sicht, nach der in der Natur nichts umsonst ist, bewertet selbst diesen unangenehmen Schmerz noch als gut, weil er zweckvoll und weil er nützlich ist.

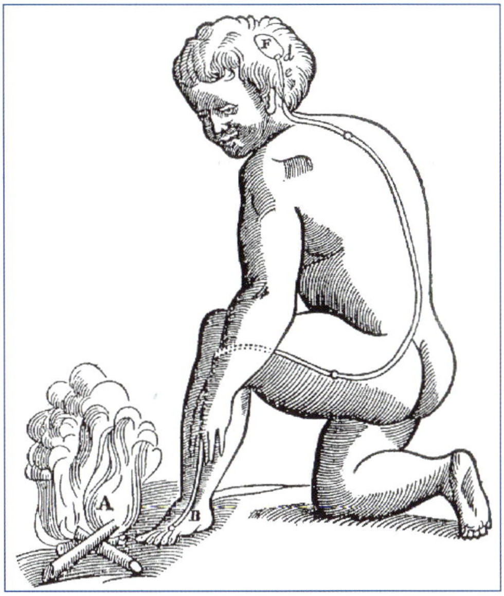

Abb. 2.1: Holzschnitt aus „L'homme" von RENE DESCARTES (Paris 1664): Vermittlung einer Sinnesfunktion von der Zehe mittels eines Nervs zur Zwirbeldrüse. DESCARTES beschreibt den funktionellen Zusammenhang einer Sinnesempfindung, die an dem einen Ort, und der Sinneswahrnehmung, die an einem anderen Ort stattfindet. Damit unterscheidet er topographisch die sensitive Empfindung von einer sensorischen Wahrnehmung.

1. Die sich aus dem kartesischen Dualismus ergebenden Probleme hat Leibniz für seine Zeit weiter gelöst und dabei dem kartesischen Gedanken zum Siege verholfen, dass der körperliche Schmerz kein Übel, kein Fehler und Mangel der Natur sei, sondern die höchst zweckvolle, notwendige Einrichtung einer überlegenen Weisheit zum Schutze und zur Erhaltung des Lebens. In der **Theodizee** trennt Leibniz das physische Übel vom moralischen Übel ab und zeigt, dass der physische Schmerz nicht Ausdruck eines Schadens der unvollkommenen Natur, sondern notwendiges Mittel eines guten Zweckes ist. Der Schmerz ist Zeichen einer vollkommenen Naturordnung.

2. In der Folgezeit wird der Nachweis geführt, dass die Natur wunderbar, sinn- und zweckvoll eingerichtet ist, dass alles in ihr seinen Platz hat, dass in ihr das Kleinste auf das Größte sinnvoll bezogen erscheint, nichts überflüssig ist und nichts fehlt, und auch Schmerz und Tod eine gute, weil notwendige Funktion im Ganzen haben. Die Natur präsentierte sich den Denkern jenes Jahrhunderts als eine von ewigen, notwendigen und unverbrüchlichen Gesetzen beherrschte Ordnung. Die kognitive Ordnung der Naturdinge wie des Naturganzen wurde unter den Dimensionen von Proportionen und Gesetzmäßigkeiten systematisiert. Diese neue kognitive Wahrnehmung der Natur war die wichtigste theoretische Voraussetzung für die sich breit entfaltende empirische Naturforschung, die im Beginn des 18. Jahrhunderts auch in der Medizin immer größere Bedeutung erlangt. So ist denn auch der Gedanke, dass der Schmerz „Wächter und Hüter des Lebens" sei, um die Mitte des 18. Jahrhunderts endgültig in die medizinische Wissenschaft eingedrungen und fester Bestandteil ihrer Vorstellungen geworden. Mit der Änderung der Erkenntnissituation verändert sich der Naturbegriff und mit dem Naturbegriff die Bewertung und Einordnung des Schmerzes.

Weil der Körper von der Seele getrennt wurde, konnte das Schmerzphänomen in die Körperwelt eingeordnet werden als Ausdruck einer Selbstregulation des Organismus; weil die Natur als vollständige Ordnung verstanden wurde, konnte auch der in sie eingeordnete körperliche Schmerzvorgang als gut, das heißt, als zweckhaft, als Funktion begriffen und in seiner Funktionsweise erforscht werden. Und je besser man diese Funktionsweise verstand, umso besser konnte man den Schmerz beherrschen. Aus dem Problem der Bewältigung des Schmerzes wurde das Problem der Ausschaltung des Schmerzes.

2.2

Der moderne Schmerzbegriff

Definition des Schmerzbegriffes

> Die internationale Vereinigung zum Studium des Schmerzes (International Association for the Study of Pain, IASP) definiert Schmerz als „ein unangenehmes Sinnes- und Gefühlserlebnis, das mit aktueller oder potentieller Gewebsschädigung verknüpft ist oder mit Begriffen einer solchen Schädigung beschrieben wird".

Begriffe sind die Gegenstände des Denkens. Sie bestehen aus der Substantia, dem Zugrundeliegenden (Sein), und den Akzidentien, den wechselnden Eigenschaften. Einige Akzidenzien sind wesensnotwendig, andere beliebig. Im Begriff ist alles das enthalten, was wir in Aussagen über den Gegenstand aussagen können. Es sind die notwendigen und beliebigen Eigenschaften sowie die Assoziationen, die wir mit dem Begriff verbinden.

Die einfache Frage: „Sind Magenschmerzen 1. äußerst schmerzhaft, 2. sehr schmerzhaft, 3. schmerzhaft oder 4. nicht schmerzhaft?", beantworten wir mittels unseres Denkens aus unserer Erfahrung und aus unserem erworbenen Wissen um den Begriff **Magenschmerz.** Dabei ist dieses Wissen um die Schmerzhaftigkeit der Magenschmerzen im Schmerzbegriff enthalten. Ebenso verhält es sich mit der Frage nach der Schmerzhaftigkeit von Erblinden, Blindheit, Taubheit oder Geistesschwäche. Unter dem Schmerzbegriff wird alles verstanden, was bei der Vorstellung des Begriffes **Schmerz** gedacht und assoziiert wird.

Transkulturelle Untersuchung des Schmerzbegriffs und seine Bedeutung

Unsere transkulturelle Untersuchung zur Schmerzwahrnehmung und zur Schmerzbewältigung führten wir in Form einer Befragung, einer Meinungsumfrage **(survey)** durch und nicht in der Form einer Messung körperlicher physiologischer Schmerzempfindungen oder Schmerzwahrnehmungen. Das Medium war die Sprache. In ihr sprechen sich Meinungen aus dem allgemeinen erlernten Wissen aus, das im Denken aus Begriffen besteht, die die zur Präsenz gebrachten Vorstellungen benennen und beschreiben. Die Meinungen in der vorliegenden Untersuchung sind Beurteilungen über die Schmerzhaftigkeit einzelner Krankheiten. Die Beurteilungen haben einen wesentlichen Einfluss auf das Erleben. So besteht beispielsweise in gewissen Kulturen die Meinung, dass eine Geburt sehr schmerzhaft sei (wie bei den Italienern) und in anderen Kulturen hält man die Geburt für weniger schmerzhaft (wie bei den Iren). Sollte eine Schwangere erste Wehen verspüren, so wird sie je nach der allgemeinen Meinung ihre drohenden Schmerzen erwarten und empfinden. Die Meinung nimmt über die Erwartungshaltung einen Einfluss auf das Erleben (**self-fulfilling prophecy** JONES 1977). In der Psychologie und Gestalttherapie ist die Wirksamkeit solcher Meinungen in der Form von **Glaubenssätzen** bekannt.

Die Untersuchungen zum Schmerzbegriff in fremden sozial- und familienorientierten Kulturen führte uns zu der Einsicht, dass in diesen Gesellschaften der Krankheits- und Schmerzbegriff viel grundsätzlicher und zwar emotionaler erlebt und begriffen wird als in einer individual orientierten Gesellschaft. Die Faktoren, die ursprünglich das Schmerzerleben bei Krankheit beeinflussen, sind Beurteilungen bezüglich der Lebensbewältigung: soziale Einschränkung, körperliche Einschränkung, Sinnesreizungen und Funktionseinbußen, (schlechte) Prognose, Behandlungskosten und Behandlungserwartung, Angst und Hilflosigkeit. Um dieser Tatsache Rechnung zu tragen, ist es nötig, das Schmerzphänomen im weiteren Sinne zu erfassen und einen entsprechenden Schmerzbegriff zu definieren. Diese erweiterte Sicht von Schmerzen nennen wir das **Schmerzerleben** und definieren:

Schmerz ist die reflektierte Beurteilung einer Sinnesreizung, die mit aktueller oder potentieller Gewebsschädigung verknüpft ist. Das Schmerzerleben umfasst die somatische Sinnesverarbeitung und das unangenehme Gefühl, das die Beurteilung eines aktuellen oder potentiellen körperlichen oder seelischen Schadens begleitet. Die Beurteilung eines Schmerzes erfolgt analytisch-rational in Hinsicht auf seine Schmerz-

haftigkeit und reflexiv-emotional in Hinsicht auf seine Schmerzlichkeit.

Es hat sich als nützlich erwiesen, eine neue Klassifikation des Schmerzerlebens einzuführen. Wir unterscheiden zwischen der **analytisch-rationalen** und der **reflexiv-emotionalen Form des Schmerzerlebens, zwischen der Schmerzhaftigkeit und der Schmerzlichkeit des Schmerzerlebens.**

Bei unseren transkulturellen ethnomedizinischen Untersuchungen stellten wir fest, dass die Heiler mit ihren traditionellen Heilmethoden in hervorragender Weise das Krankheitserleben ihrer Patienten beeinflussen können. Die Kranken haben oft vor und nach der traditionellen Behandlung noch die gleichen körperlichen Krankheiten, allerdings erleben sie diese nicht mehr als so bedrohlich und gefährlich. Sie fürchten diese nicht mehr, was das Befinden der Kranken deutlich bessert. Die Krankheit mag zwar **schmerzen,** aber sie wird nicht mehr als **schmerzlich** empfunden, sie verliert ihre Schmerzlichkeit.

Umgekehrt verstehen die naturwissenschaftlich abendländisch ausgebildeten Ärzte in hervorragender Weise die körperlichen Krankheitserscheinungen zu beseitigen und sie können die Schmerzhaftigkeit einer Krankheit sofort nehmen, gleichwohl kann es sein, dass **trotz fehlender Schmerzhaftigkeit** die **Schmerzlichkeit einer Erkrankung fortbesteht** und Patienten – wie chronische Schmerzpatienten – weiter unter der Schmerzlichkeit ihrer Krankheit leiden.

Ob die Unterscheidung in eine analytisch-rationale und eine reflexiv-emotionale Form des Schmerzerlebens, zwischen der Schmerzhaftigkeit und der Schmerzlichkeit des Schmerzerlebens, auch für Patienten unserer abendländischen Kulturen sinnvoll ist, dies sollte durch eine Untersuchung bei deutschen Probanden und ihrer Meinung zum Krankheitserleben von **Erblinden, Blindheit, Geistesschwäche und Taubheit** geklärt werden (Kap. 3.3: Schmerzbegriff in Deutschland: Vielfalt der Erlebnisformen). Diese Krankheiten wurden gewählt, weil sie nach Meinung der Ärzte in analytisch-rationaler Sicht nicht schmerzhaft sind. Unter reflexiv-emotionalen Aspekten sind sie allerdings als schmerzlich einzustufen. Die These lautete also, wenn auch unter deutschen Probanden eine Differenz zwischen diesen beiden Formen des Schmerzerlebens vorhanden ist, dann muss sich dieser Unterschied an den allgemeinen Einstellungen zum Schmerz gerade bei diesen Erkrankungen zeigen.

Das analytisch-rationale Schmerzerleben entsteht in der Folge der Frage nach der (rationalen) Ursache des Schmerzes und der Frage nach dem Ort der Sinnesreizung. Wird beispielsweise die Frage: „Ist Blindheit schmerzhaft?“ analytisch-rational beantwortet, stellt man sich als Ursache und Ort der Sinnesreizung das erkrankte Auge vor und kommt zu dem Ergebnis: Blindheit ist nicht schmerzhaft.

Wird dagegen die Frage: „Ist Blindheit schmerzhaft?“ reflexiv-emotional beantwortet, dann stellt man sich einen blinden Menschen in seiner Lebenswelt vor und reflektiert seinen gesamten individuellen Lebenshorizont und sieht, wie er sich mit seinem weißen Blindenstock orientierungslos, hilflos, im ewigen Dunkel, tastend durch das Leben bewegt. Unter dieser Vorstellung wird dann auch die Blindheit als schmerzhaft erlebt. Schließlich kamen wir zum Ergebnis:

> Das Verhalten, Ereignisse des Lebens analytisch-rational oder reflexiv-emotional zu bewältigen, beeinflusst das Erleben des Schmerzes.

Die klassifizierende Unterteilung des Schmerzphänomens in eine analytisch-rationale und eine reflexiv-emotionale Form des Schmerzerlebens und die Definition des Untersuchungsgegenstandes als Untersuchung des Schmerzerlebens in der differenzierenden Unterscheidung zwischen Schmerzhaftigkeit und Schmerzlichkeit des Schmerzerlebens ist die Vorwegnahme der Ergebnisse unserer Untersuchung. Sie wird an dieser Stelle vorgegeben, damit die Richtung erkennbar ist, in der sich die weiteren Erläuterungen zum Schmerzerleben in verschiedenen Kulturen bewegen. Aus welchen Untersuchungen wir diese Ergebnisse hergeleitet haben, dies wird erst in den folgenden Kapiteln beschrieben und bewiesen werden.

Analytische und reflexive Urteile

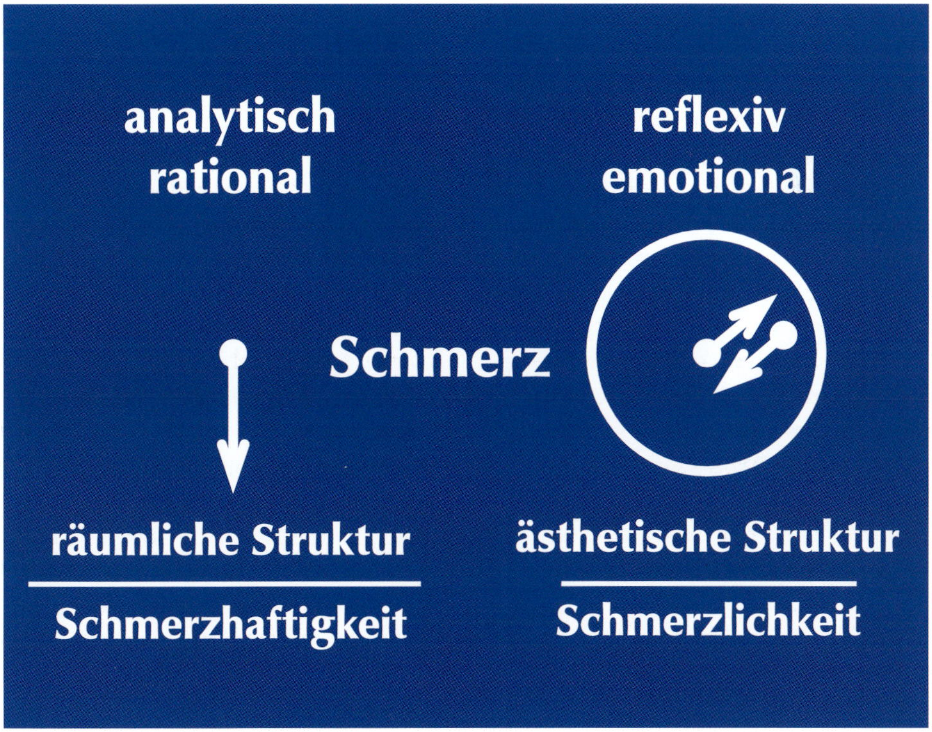

Abb. 2.2: Der rational-analytische und der reflexiv-emotionale Prozess in der Beurteilung eines schmerzhaften Sinnesreizes

3

Schmerzen erleben

– Schmerzen und ihr individueller Sinn für das Leben –

Die Art und Weise, Schmerzen zu erleben, ist vielfältig. Schon unter normalen und gesunden Bedingungen können Schmerzempfinden und Schmerzäußerung erheblich schwanken: Von der „Schmerzunempfindlichkeit" von Fakiren und Feuerläufern (Kap. 1.2) bis zum Gesamtkörperschmerzsyndrom, bei dem jede Faser des Körpers zu schmerzen scheint. Dazwischen sind alle Stufungen denkbar. Das Schmerzerleben ist abhängig von den verschiedenen Kulturen; es ist anders zwischen Italienern und Iren, anders bei Türken und Deutschen und anders bei Juden und Nordamerikanern. Junge Menschen erleben Schmerzen anders als alte und Kunsthistoriker wieder ganz anders als Menschen mit einer medizinischen Ausbildung (Ärzte und Ärztinnen, Krankenschwestern und Pfleger). Schmerzen erleben heißt, sie nicht nur empfinden und wahrnehmen, Schmerzen erleben heißt, ihren Sinn und ihre Bedeutung einzuschätzen, die sie für den Körper, das Individuum und den individuellen Lebensweg haben.

Reflexion des Schmerzes auf dem Lebenshorizont

Im modernen wissenschaftlichen Schmerzverständnis stehen Schmerzleitung, körperliche Schmerzempfindung und Schmerzwahrnehmung, insgesamt also der somatische Schmerzbegriff, im Vordergrund. Der seelische Aspekt des Schmerzes ist weit gehend als das bloß subjektive Schmerzerleben dem Patienten überlassen geblieben. Mit den wirksamen Medikamenten setzte sich bei den Ärzten die z.T. noch heute so vertretene Meinung durch, dass sich das Schmerzerleben bei regelmäßiger und gewissenhafter Medikamenteneinnahme von selbst bessern werde.

Definition: Erleben und Schmerzerleben

Schmerzerleben ist eine Unterart des allgemeinen Erlebens. Erleben ist das Gefühl, das die ästhetische Beurteilung der Reflexion eines Wahrnehmungsinhaltes auf dem individuellen Lebenshintergrund begleitet. In dieser Reflexion werden einerseits die Einzelbeobachtungen und ihre logisch-analytischen Einzelerkenntnisse reflektiert, andererseits und vor allem bestimmt diese Reflexion aber die Spiegelung der Einzelerkenntnisse in ihrer Bedeutung für das ganze Leben des einzelnen Menschen. In einer solchen Reflexion kündigt sich dann entweder ein harmonisches Passungsgefüge der Einzelbeobachtung auf dem Lebenshorizont an, was sich als Stimmigkeit in einer angenehmen Stimmung äußert, oder aber es offenbart sich eine Unstimmigkeit, indem sich die Einzelheiten nicht in ein Gesamtbild einpassen, was sich als unangenehme Stimmung äußert. Entsprechend ist Schmerzerleben das unangenehme Gefühl, das die Beurteilung der Reflexion einer Schmerzwahrnehmung auf dem Lebenshorizont begleitet.

Reflexion auf dem Lebenshorizont ist dasjenige Verhalten, das die Bedeutung und den Sinngehalt einer Wahrnehmung für das ganze Leben, den Lebensweg und die Bewältigung des Lebens in den Blick nimmt und reflektiert. Es ist nicht das Verhalten, das vereinzelt die Ursache einer Schmerzempfindung analysiert. Der Unterschied zwischen dem logischen wissenschaftlichen Schmerzbegriff geschulter Ärzte und dem allgemein gültigen Schmerzbegriff, den Menschen im Alltag anwenden, und der entsprechend auch in der deutschen Allgemeinbevölkerung angewandt wird, besteht darin, dass der erste logisch und der letztere reflexiv ist. Dies soll an einem Beispiel erläutert werden:

Viele Leser werden schon eigene Erfahrungen mit Schmerzen gesammelt haben und ebenso vom Unterschied zwischen dem Schmerzempfinden und dem Schmerzerleben. Jemand, der morgens aufwacht und schon beim Aufschlagen der Augen feststellt, dass er von heftigen pochenden Kopfschmerzen geplagt wird, wie geht er vor und von welchen Fragen wird er gequält werden? Etwa die Frage nach der Lokalisation des Schmerzes, und ob sie etwa einseitig oder beidseitig sind, und von welcher Art und Qualität: stechend, bohrend, pochend oder gar lanzierend? Oder stellt er sich eher folgende Fragen:

1. Habe ich gestern Abend vielleicht ein Glas Wein zu viel **getrunken?** Es schließt sich ein Überschlag der genossenen Gläser alkoholischer Getränke an, beim geschulten Arzt kann ein solcher Überschlag auch genauer bis in die Gramm genossenen Alkohols durchgeführt werden.
2. Oder habe ich etwas Falsches **gegessen?** Ich weiß, dass ich auf Glutamat und Walnüsse allergisch bin, war vielleicht eines der Gerichte mit Glutamat im Geschmack verstärkt? War etwas Mariniertes dabei, da Marinade bekanntermaßen oft Glutamate enthält?
3. Oder habe ich vielleicht doch zu lange **gearbeitet.** Bin ich überarbeitet, wie meine Frau immer behauptet? Sollte ich insgesamt kürzer treten?
4. Oder bin ich vielleicht wieder zu spät **schlafen** gegangen? Das Feiern bis in den frühen Morgen war früher kein Problem, aber heute?

Was sind also diese Fragen, die bei einem morgendlichen Kopfschmerz reflektiert werden? Es sind diejenigen nach der alltäglichen Lebensführung, die Reflexion auf Essen, Trinken, Schlafen und Arbeiten und darauf, ob diese Grundaktivitäten des Lebens in einem ausgeglichenen Verhältnis stehen. Eine Lebensweisheit, die schon in der medizinischen Lehre des HIPPOKRATES und GALENS (Eukrasie der Säfte) verankert ist und als erstrebenswert gelehrt wurde. Und warum reflektieren wir diese Bereiche? Weil es die Grundbedürfnisse des Menschen sind und die Reflexion methodisch eine Art Lebensbewältigungsstrategie ist, die dem kultivierten Menschen gegeben ist, um aus Fehlern und Schaden zu lernen und die unangenehmen Lebenssituationen in Zukunft zu vermeiden.

3.1

Grundlage des Erlebens: Dasein als ästhetische Reflexion

Das ästhetische Menschsein

Schmerzen sind in ihren somatischen Erscheinungsbildern bestens untersucht. In diesem Buch soll vor allem der Aspekt des Schmerzerlebens dargestellt und bestimmt werden. Dies setzt ein allgemeines Verständnis des Erlebens überhaupt voraus und des Menschseins, das diesem Erleben zu Grunde liegt. Wie wird das Sein des Menschen gedacht, dass ihm ein Erleben zu eigen ist? Welche Institution ist das Erleben und wie äußert es sich? Worin unterscheiden sich Befinden und Erleben?

Dasein als ästhetische Reflexion ist ein umfassender ganzheitlicher Entwurf, der nicht im Denken die höchste Stufe des Menschen sieht, sondern in einer allumfassenden Reflexion, die Denken und Fühlen als Formen des Erlebens präsentiert. Denken vollzieht sich im Wechselspiel eines Entfaltens der Einheit in die Vielheit (Explikation) und eines Zusammenfaltens der Vielheit in die Einheit (Implikation), in einem analytischen und einem reflexiven Prozess. Denken ist nicht beliebig, sondern auf Richtigkeit seiner Äußerungen in den begrifflichen Aussagen und auf Wahrheit angewiesen. Das Urteil über die Richtigkeit und Wahrheit vollzieht sich im reflexiven Urteil, indem die Stimmigkeiten des Prozesses beurteilt werden. Denken ist in seinem wahren Vollzug auf das reflexive Urteil und die dieses Urteil begleitenden Stimmungen angewiesen. Denken wird in Stimmungen einbehalten. Es äußert sich nicht bloß in gedachten Begriffen, es erlebt sich in stimmiger oder unstimmiger Reflexion. Denken erleben heißt, es wahrhaft vollziehen. Im Befinden erlebt Denken sich selbst. Erleben ist die Gewissheit wahrhaft zu denken und zu sein.

Das ästhetische Urteil: Erkenntnis vor allem Denken

Das klassische Menschenbild wird gedacht in einer Einheit aus Geist - Seele - Leib, Denken - Fühlen - Körperempfinden, Rationalität - Emotionalität - Körperlichkeit. Dieses Menschenbild geht auf die Erfahrung des Denkens, Fühlens und der Wahrnehmung der Gegenständlichkeit und Materialität des Körpers zurück. Das, was erfahren wird, verweist auf die Institutionen, die als Teil des menschlichen Wesens gedacht werden.

Im Unterschied zu diesem klassischen Menschenbild wagen wir den Entwurf eines Menschenbildes vor der Erfahrung des Denkens. Dieser Entwurf verlangt zweierlei: Einerseits muss er sich denken lassen, und das heißt, er wird sich durch Begriffe und Aussagen im Denken präsentieren lassen müssen, da wir gewohnt sind, alles und jegliches, das ist, in unserem Denken zu bestimmen. Andererseits muss er nachvollziehbar auch außerhalb des Denkens fassbar sein und sich den Sinnen offenbaren können. Ein solcher Entwurf setzt also ein

Vermögen, eine Institution voraus, die sich uns nachvollziehbar offenbart auch ohne gedacht werden zu müssen. Und um es sogleich vorwegzunehmen, damit wir zu allererst wissen, worauf die Untersuchung hinausläuft, sei diese Institution benannt. Es ist das **ästhetische Urteil,** das unser Dasein begleitet und über die Daseinskompetenz urteilt.

Kompetenz ist die Fähigkeit, Anforderungen zu erfüllen. **Lebenskompetenz** ist die Fähigkeit, den Anforderungen des Lebens zu genügen und Leben bewältigen zu können. **Daseinskompetenz** ist die Fähigkeit, die Anforderung des Daseins zu erfüllen, sich zu entäußern und sich ins Befinden zu setzen.

Das Urteil über die Seins- und Lebenskompetenz urteilt über das Verhältnis zwischen den Anforderungen und den Möglichkeiten, diese Anforderungen zu erfüllen. Entschieden wird über ein Passungsgefüge. Geurteilt wird über die Stimmigkeit (primär über das Passungsgefüge und sekundär wie es uns berührt, wie es uns angeht) zwischen den Anforderungen des Seins wie des Lebens und den verfügbaren nutzbaren Möglichkeiten, diese Anforderungen zu erfüllen. Dies geschieht im ästhetischen Urteil.

Ästhetisch ist alles, was sich auf meinen Gefühlszustand bezieht, die Art und Weise, wie ich durch die Vorstellung, durch das Sichdarstellen eines Wahrnehmungsinhaltes, eines Sachverhaltes oder Gegenstandes selber bestimmt und gestimmt bin.

Alles, was uns sinnlich gegeben ist, können wir entweder auf den Gegenstand oder auf uns selbst beziehen. Sehe ich eine Wiese und sage „Diese Wiese ist grün", dann beziehe ich das sinnlich Gegebene, das Grüne, das ich da wahrnehme, auf die Wiese. In diesem Falle fälle ich ein logisches (Erkenntnis-) Urteil. Ich sehe das sinnlich Gegebene immer als Bestimmung des Gegenstandes „Die Wiese ist grün". Im zweiten Falle, im ästhetischen (Erkenntnis-) Urteil, nehme ich das den Sinnen sich Zeigende hinsichtlich der Weise, wie es **mich** angeht – wie es mich als Mensch angeht.

Das ästhetische Urteil vollzieht sich ungedacht und ohne in den Sinnen wahrgenommen zu werden. Aber es äußert sich. Die Entäußerung dieses Vermögens und somit dasjenige, was wir sinnlich empfinden und als etwas Bestimmtes, etwas Umgrenztes wahrnehmen können, sind die Stimmungen. **Stimmungen** sind die wahrnehmbaren Befindlichkeiten, die das Urteil über die Stimmigkeit zwischen den Anforderungen und den Möglichkeiten, diese Anforderungen zu erfüllen, begleiten. Stimmungen sind Gegenstände der ästhetischen Erkenntnis.

Worüber urteilt denn nun das ästhetische Urteil? Es urteilt über die Verhältnisse und Passungsgefüge aller verfügbarer, sinnlich präsenter und erinnerbarer Informationen biologischer, psychischer und sozialer Art. Deshalb ist dieses Urteil umfassend. Im Urteil offenbart sich entweder ein harmonisches Passungsgefüge, was sich als Stimmigkeit in einer angenehmen Stimmung (Lust) äußert, oder aber es findet sich ein unpassendes Gefüge, eine Unstimmigkeit, indem sich die Einzelheiten nicht in ein Gesamtbild einpassen, was sich als unangenehme Stimmung (Unlust) äußert. Umgrenzt und bestimmt sind die Stimmungen in diesen beiden Grundweisen und in der Intensität der Wahrnehmung. Was aber sind die Gegenstände der Beurteilung? Geurteilt wird über die Verhältnisse von körperlichen Reizen wie das Verhältnis der Biorhythmen von Herzschlag, Augenschlag, Atmung, Schlaf- und Wachrhythmus und Rhythmen des Verdauungstraktes, Reizen der verschiedenen Sinne und ihr Passungsgefüge zueinander und sekundär auch über die Verhältnisse und Merkmale von Vorstellungen, von Wahrnehmungsinhalten, von Sachverhalten oder Gegenständen sowie schließlich von Einzelbeobachtungen zueinander und zum Erfahrungs- und Lebenshorizont. Auch Gedanken und Gefühle selbst können Gegenstand des ästhetischen Urteils werden.

Das ästhetische Urteil: Der Bezug auf Passungsgefüge

Das Wort Stimmung verweist auf die Stimmigkeit in den Formen von stimmig sein oder nicht stimmig sein. Das Urteil über die Stimmigkeit beurteilt das Stimmigsein des einen mit dem anderen und äußert sich als Stimmung. Ästhetisch urteilen heißt vergleichen und zwar wird eines mit dem anderen daraufhin beurteilt, ob es zusammenpasst oder nicht. Stimmigkeit ist immer schon die Äußerung über Verhältnisse. Die Verhältnisse passen oder sie passen nicht. Verglichen wird aber nicht das eine mit dem anderen als solches, sondern die Proportionen des einen mit den Proportionen des anderen. Verglichen werden also nicht Gegenstände, Sachverhalte oder ihre Präsentationen im Denken, sondern ihre formalen Verhältnisse. Wie lassen sich diese messen? Durch das Bestimmen der Verhältnismäßigkeiten und das Bestimmen von Ähnlichkeiten.

Ein ästhetisches Urteil ist Urteilen darüber, wie ich gestimmt bin. Das ästhetische Urteil ist **reflexiv,** weil es nicht den Wahrnehmungsinhalt bestimmt, nicht einen Sachverhalt oder einen Gegenstand, sondern sich auf **mich,** auf den Wahrnehmenden selbst, zurückbezieht und etwas über mich als Wahrnehmenden aussagt. Die Aussage bezieht sich auf die Stimmung des ästhetisch Urteilenden, oder ontologisch auf seine Seinsverfassung.

Das ästhetische Urteil gibt keine Erkenntnis des Gegenstandes, sondern nur die Art und Weise, wie das Subjekt sich selbst angesichts eines Gegenstandes offenbar ist, wie es sich selbst fühlt, wie es empfindet und sich befindet. Es offenbart seine Seinsverfassung im Sich-Befinden. Wenden wir uns also dem Befinden zu und bestimmen es im Unterschied zum Erleben und zu den Stimmungen.

Äußerungen des ästhetischen Urteils: Befinden, Stimmung und Erleben

Befinden ist die Grundweise, in der wir überhaupt sind, dieses Sich-selbst-Fühlen, Sich-selbst-Befinden, Sich-selbst-Empfinden, das Gestimmtsein. Das ist die innerste Seinsweise der Subjektivität selbst, die wir sind. Das Befinden ist die Art und Weise, wie wir sind und wie wir existieren. Das Sich-in-ein-Gestimmtsein zu setzen, ist ein Hinaussetzen ins Da, eine Entäußerung, ein Sich-ins-Da-sein-Setzen, das die eigene Existenz gründet.

Befinden ist ein anfängliches, aber grundsätzliches Sich-Vorfinden als bloßes Finden. Im Befinden findet sich der Mensch als bloß Da-seiender vor. Er ist da, er existiert. Im Befinden als Dasein ist die Sorge noch nicht anwesend. Befinden hat keinen Mangel in sich. Befinden ist ein Stand, in dem der Mensch sich zu sich selbst verhält, sich selbst genügt. Befinden ist im Denken die Seinsweise des menschlichen Wesens, die sich in der Vernunft als Begriff, als ein bestimmter Gegenstand des Denkens, erkennen lässt. Ontologisch ist es bloßes Gestimmt-sein.

Das Befinden äußert sich als **Stimmung** (in den Grundstimmungen und weiteren differenzierten Stimmungen). Äußerungen sind wirksame Präsentationen, die sich in einer gegenständlichen Verfassung vorstellen, und sich in dieser Gestalt wahrnehmen, erleben und denken lassen. Als Gegenstände der Wahrnehmung werden sie empfunden, als Gegenstände der Reflexion erlebt und als Gegenstände des Denkens erkannt. Das menschliche Befinden wird als Stimmung präsentiert und erlebt. Es entfaltet sich in zwei Grundstimmungen und in eine Vielzahl weiterer Stimmungen. **Die Grundstimmungen sind die wahrnehmbaren existentiellen Formen menschlichen Seins vor allem Denken.** Die beiden Grundformen des Befindens sind angenehm und unangenehm, ontologisch wohl-sein oder unwohl-sein, kognitiv dimensional stimmig-sein oder unstimmig-sein.

Die **beiden Grundstimmungen** als erste Entfaltungen des Befindens sind in diesem als Potenzen zurückbehalten. Sie äußern sich in der Regel erst als die unangenehme Stimmung in einem ästhetisch unstimmigen Urteil oder als angenehme Stimmung bei einem harmonischen stimmigen Ereignis. Ein Zurücknehmen ins undifferenzierte Befinden, die Rücknahme in die nicht wahrgenommenen Möglichkeiten des Befindens, als der Einheit der Grundstimmungen, ist ein Prozess, der sinnlich erlebbar ist, sich aber nicht von selbst enthüllt. Er kann als Erkenntnisprozess gedacht werden. Er ereignet sich aber sinnlich. Dagegen ist das Heraustreten aus dem Befinden als seine Äußerung in die beiden Grundstimmungen ein alltägliches und sinnlich nachvollziehbares Ereignis, das unsere Daseinskompetenz begründet. Die Stimmung, sich entweder angenehm oder unangenehm zu befinden, ist die erste Differenzierung des Befindens. Die beiden Grundstimmungen sind Arten des Befindens in seiner kognitiv-eindimensionalen Differenzierung.

Stimmungen (Gefühle) sind weitere Äußerungen des Befindens und seine zweite Entfaltung und Differenzierung. Stimmungen gehen aus dem Befinden hervor. Stimmungen sind Arten des Befindens in einer kognitiv-mehrdimensionalen Differenzierung.

1997 führten wir bei deutschen Probanden aus Köln (n = 100) eine Studie zur kognitiven Ordnung von Gefühlen durch. Den

Probanden wurden 30 Begriffe von Stimmungen und Gefühlen (siehe Abbildung 3.1) vorgelegt und die Aufgabe gestellt, ähnliche Begriffe in Gruppen zusammenzuordnen. Die Auswertung erfolgte in der bekannten Weise mittels der multidimensionalen Skalierungsmethode (SIEBERT & KOHNEN 1997). Ein transkultureller Vergleich fand 1999 in der philippinischen Fischergruppe an 41 Probanden aus Cabuntog (Siargao Island, Provinz Surigao del Norte, Philippinen) und 2001 an 120 Probanden aus Cienfuegos (Kuba) statt. Die Abbildung 3.1 gibt als Ergebnis das kognitive Klassifikationsschema der deutschen Probanden wieder.

In allen drei untersuchten Gruppen werden die Gefühle nach der Ordnungsdimension **angenehm (stimmig) – unangenehm (unstimmig)** und der Dimension **innen – außen** klassifiziert. Die beiden kognitiven Klassifikationsschemata weisen in der Grundverteilung der Stimuli eine hohe Übereinstimmung auf (KOHNEN 2003).

Kognitive Klassifikationsdimensionen der Stimmungen und Gefühle

Die Grunddimension, nach der Stimmungen und Gefühle strukturiert und geordnet werden, ist die Dimension **angenehm – unangenehm.** Die angenehmen Gefühle wie Stolz und Triumphgefühl oder Liebe und Freude werden in Abbildung 3.1 in den beiden oberen und die unangenehmen Gefühle wie Zorn, Ärger und Sorge, Trauer in den unteren Quadranten abgebildet. In der Mitte zwischen diesen Extremen liegt der Begriff der Gleichgültigkeit. Das Merkmal oder die Qualität angenehm – unangenehm bestimmt die Grundstimmung der Untersuchungsgegenstände. Es ist das primäre Klassifikationskriterium.

Die zweite Klassifikationsdimension ist von uns mit innen – außen bezeichnet worden. Sie ordnet die Stimmungen in ihre unter-

KKS der Stimmungen und Gefühle

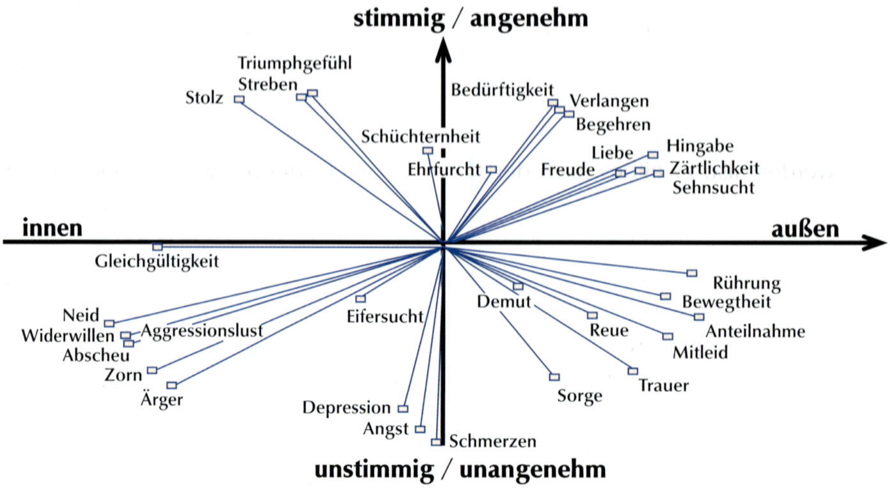

Abb. 3.1: Kognitives Klassifikationsschema (KKS) der Stimmungs- und Gefühlsbegriffe deutscher Probanden aus Köln (n = 100)

schiedlichen Qualitäten, die die eigentliche Färbung der Gefühle ausmachen. Aufgrund der kognitiven Klassifikationsschemata der Stimmungen sind wir zu der Einsicht gelangt, dass Stimmungen durch die Beurteilung von Wahrnehmungsinhalten entstehen, die danach unterschieden werden, ob sie sich auf den eigenen Körper, das Ich, die materielle Welt oder die mitmenschliche Umwelt beziehen.

Ein Wahrnehmungsinhalt des eigenen Körpers kann beispielsweise ein zu schneller Pulsschlag sein, der ein unangenehmes Befinden hervorruft. Stellen sich dann noch Sensationen ein, dann kann dieses unangenehme Befinden zu anderen Gefühlen wie der Angst führen. Die Wahrnehmung, dass ein vorgegebenes Ziel erreicht ist, erfüllt uns mit Stolz. Ist es gegen den Widerstand anderer verwirklicht worden, kann daraus ein Triumphgefühl werden. Ist der Wahrnehmungsinhalt auf die materielle Welt gerichtet, wie auf die mangelnde Nahrung, fehlt es z. B. an Brot oder Wasser, äußert sich dies als Hunger oder Durst. Werden Beobachtungen mitmenschlicher Umwelt beurteilt, können Gefühle wie Liebe, Zärtlichkeit und Sehnsucht oder Reue, Anteilnahme und Mitleid entstehen.

Gefühle werden also zweitens nach der Lokalisation und dem Ursprung der Wahrnehmungsinhalte beurteilt, die ihnen die besondere qualitative Färbung verleihen, je nachdem, ob sich diese im Inneren des Fühlenden, in der Welt oder Umwelt präsentieren. Diese Dimension des Wahrnehmungsinhalts aus dem Ich – der Welt – der Umwelt nennen wir vereinfachend die Dimension **innen – außen**.

	innen	außen Welt	außen Umwelt
angenehm	Stolz	Bedürftigkeit	Freude
	Streben	Verlangen	Liebe
	Triumphgefühl	Begehren	Hingabe
	Ehrfurcht		Zärtlichkeit
unangenehm	Neid	Sorge	Reue
	Widerwillen		Trauer
	Aggressionslust		Mitleid
	Abscheu		Bewegtheit
	Zorn		Rührung
	Ärger		Anteilnahme

Tabelle 3.1: Tabellarische Ordnung der Stimmungen und Gefühle nach ihren Merkmalen angenehm - unangenehm und innen – außen

Stimmungen und Gefühle als Handlungsdimension

In einer weiteren Hinsicht sind Gefühle und Stimmungen treibende Kräfte, die nach der Beurteilung von Wahrnehmungsinhalten den Urteilenden bewegen können. In dieser Bewegung werden zwei Dimensionen unterschieden: die zentripetale und die zentrifugale. Die zentrifugale Bewegung handelt, bewegt oder treibt jemanden vom Standort weg, Flucht, ohne besondere Richtung, nur mit dem Ziel den Standort zu verlassen. Gefühle, die eine zentrifugale Bewegung intendieren, finden sich in Abbildung 3.1 in den beiden unteren Quadranten. Die zentripetale Bewegung handelt, bewegt oder treibt jemanden auf ein bestimmtes Ziel zu, Angezogenwerden, mit besonderer Richtung, mit dem Ziel einen neuen bestimmten Standort zu erreichen oder zu bewahren. Diese Gefühle sind in den oberen Quadranten in Abbildung 3.1 gelegen. Bei unangenehmen Gefühlen wird der Einzelne bewegt, seinen Standort zu verlassen, bei angenehmen Gefühlen wird er auf ein Ziel hin bewegt bzw. von ihm angezogen.

Das kognitive Klassifikationsschema der deutschen Population und insbesondere der transkulturelle Vergleich geben wertvolle Hinweise zur kognitiven Emotionsforschung. Noch vor wenigen Jahren wurde behauptet, dass über die wesentlichen Bestimmungsmerkmale der Gefühle keine Einigkeit bestehe (DEBUS 1977). Einen Überblick der Bedeutung der Kognitionen an der Entstehung von Emotionen habe ich an anderer Stelle dargestellt (KOHNEN 1992: 267-281). Im Ergebnis können folgende Aussagen und Bestimmungen über Stimmungen und Gefühle gemacht werden:

Gefühle im Allgemeinen sind die Zustände des Befindens, die die ästhetische (reflexive) Beurteilung von Stimmigkeit oder Unstimmigkeiten in den Dimensionen angenehm und unangenehm begleiten. So haben Gefühle eine emotionale **(angenehm – unangenehm)** und eine kognitiv-ästhetische Qualität **(stimmig – unstimmig).** In der Stimmigkeit wird die Bedeutung des Wahrnehmungsinhaltes auf alle Möglichkeiten und die Lebenssituation des Urteilenden (auf die Lebensbewältigung) bezogen. In der ästhetischen Beurteilung von Stimmigkeit oder Unstimmigkeit wird entweder die Bedeutung eines Wahrnehmungsinhaltes in Bezug auf die eigene Person reflektiert oder die Bedeutung eines Wahrnehmungsinhaltes in Bezug auf die (materielle) Welt und die (mitmenschliche) Umwelt. Das Befinden im ersten Fall nennen wir die Gefühle im engeren Sinne. Das Befinden im zweiten Fall das **Erleben.**

Erleben als ästhetische Reflexion der Lebenswelt

Erleben ist die besondere Stimmung, die die ästhetische Beurteilung der Reflexion eines Wahrnehmungsinhaltes auf dem individuellen Lebenshintergrund begleitet. Erleben ist die Äußerung der Reflexion von Vorstellungen, Wahrnehmungsinhalten und Sachverhalten oder Gegenständen aus der Wahrnehmung auf die lebensweltliche und existentielle Bedeutung des Urteilenden. In dieser Reflexion werden einerseits die Einzelbeobachtungen und ihre logisch-analytischen Einzelerkenntnisse reflektiert, andererseits und vor allem bestimmt diese Reflexion aber die Einzelerkenntnisse in ihrer Bedeutung für das ganze Leben des einzelnen Menschen. Sie reflektiert ästhetisch die Einzelerkenntnisse im Passungsgefüge zum Ganzen. Die Sicht ist nicht analytisch vereinzelnd, sondern reflexiv umfassend, ganzheitlich. Die Wahrnehmungsinhalte werden in einer ästhetischen Reflexion in Bezug auf den Stand des Einzelnen in der Welt gestellt.

Wird eine Krankheit oder ein Schmerz nicht bloß empfunden, werden die Wahrnehmungsinhalte, Vorstellungen und das eigene Verhalten zum Körper auf dem Lebenshorizont und der Lebensbewältigung ästhetisch reflektiert, dann erleben wir die Krankheit und den Schmerz. Wahrnehmungsinhalte können auch die Stimmungen selbst und Gedanken oder gedachte Sachverhalte sein, die ästhetisch reflektiert und erlebt werden.

Im **Erleben** erlebt sich das Befinden als Sorge. Er-leben ist die versammelnde und zielgerichtete Form des Lebens. Leben ist Geworfensein in diese Welt. Leben lebt nur im ununterbrochenen Aneignen, Einverleiben und Anverwandeln. Leben unterliegt deshalb der Sorge. Leben ist Mangel, der erfüllt werden will. So ist Leben immer auch **Lebensvollzug,** zielgerichtet, an sich unerfüllte Notwendigkeit. Im Erleben erschließt und öffnet sich die Welt. Das Erleben sind Äußerungen der ästhetischen Urteile zum Lebensvollzug.

Erleben ist die dritte Differenzierung des Befindens. Erleben geht aus dem Befinden hervor. Das Erleben ist Befinden in seiner kognitiv-mehrdimensionalen Differenzierung. Das Geworfensein in die Welt vollzieht sich in der Differenzierung in ein Innen und ein Außen. Im Erleben sind wir auf Welt angewiesen, und folglich auf die Unterscheidung zwischen einem **Ich – Innen** und einer **Welt – Außen,** zwischen dem **Ich,** der (materiellen) **Welt**, und der (mitmenschlichen) **Umwelt.**

Die Stimmungen erschließen uns kognitiv die Welt als angenehme und unangenehme Gegenstände in uns oder außerhalb unserer selbst. Sie strukturieren außer der subjektiven, emotional reflexiven Dimension **angenehm – unangenehm** die erste topographische Dimension **innen – außen.** Dieses ursprüngliche Befinden strukturiert noch nicht die Gegenständlichkeit der Gegenstände in ihrer dreidimensionalen Räumlichkeit. Dies geschieht erst durch die Sorge, die uns zum Handeln nötigt und aus der die Handlungsdimension erwächst als die kognitive Dimension **oben – unten,** indem wir in die Welt hinausgreifen und zu fassen versuchen.

Das Erleben erst erschließt uns die Welt in den Lebensbereichen und der Unterscheidung zwischen einem **Ich – Innen** und einer **Welt – Außen,** zwischen dem **Ich,** der (materiellen) **Welt,** und der (mitmenschlichen) **Umwelt.** Im Erleben sind wir berechtigt von einem Lebensgefühl zu sprechen. Das **Lebensgefühl,** das sich im ästhetischen Urteil, in den Grundstimmungen und in den Gefühlen bereits angekündigt hatte, äußert sich im Erleben. Das Lebensgefühl wird im ästhetischen Urteil bestimmt, die Art und Weise, wie ich mir selbst offenbar bin, wie meine **Seinsweise** mitbestimmt wird. Das ästhetische Urteil hat seinen Bestimmungsgrund nicht im Sachgehalt des Gegenstandes, nicht in dem, was der Gegenstand ist – dass der Gegenstand z. B. ein Palast oder ein Mensch ist –, sondern in der Art und Weise, wie seine Vorstellung, wie die Darstellung, wie das Erscheinen des Gegenstandes mich angeht und mein Gefühl – schärfer noch mein **Lebensgefühl** – bestimmt.

Denken, ästhetisches Urteil und ästhetische Reflexion

Das ästhetische Urteil vollzieht sich primär ungedacht und ohne in den Sinnen wahrgenommen zu werden. Es äußert sich in den Grundstimmungen, die wir sinnlich empfin-

allumfassende ästhetische Wahrnehmungen, die das Denken allererst ausschicken, die Ursache der Störung zu bestimmen. Befinden ist das Vertraute, das Gewohnte, seine ihm eigenste Stätte, dort wo es anwesend ist. Schmerzen als Befindensstörung, die sich insbesondere als emotionale Betroffenheit im Schmerzerleben äußern und die wir die Schmerzlichkeit des Schmerzes nennen, werden in den Kapiteln 3.2 und 3.3 ausführlich behandelt. Hier an dieser Stelle sei eine Vorwegnahme der Ergebnisse erlaubt, um sie in den Zusammenhang zum ästhetischen Daseinentwurf des Menschen zu bringen.

Schmerzen werden in ihrer topographischen Strukturierung als lokalisierte oder diffuse Verletzungen der körperlichen Integrität interpretiert. Schmerzen als **Hüter der Natur** sind das Symbol dieser körperlichen Integrität. Die helle, stechende oder dumpfe Körpersensation wird als eine bloße Empfindung von der rationalen Interpretation des Schmerzerlebens unterschieden. Allerdings stehen beide in einer Wechselwirkung. Die Körpersensation und die Interpretation werden als Unstimmigkeit wahrgenommen und führen zu einer emotionalen Erregtheit, die als unangenehmes Gefühl empfunden wird. Das bloße Fühlen im versammelnden Gefühl bezieht sich auf eine körperliche Einheit, während das Erleben die Einheit des Körpers in der Welt auf ihre Stimmigkeit hin beurteilt.

Wenden wir uns dem Wechselspiel zwischen den körperlichen Sensationen (somatischer Schmerz) und dem Schmerzgefühl als der Beurteilung körperlicher Stimmigkeit (emotionaler Schmerz) zu. Somatischer und emotionaler Schmerz machen zusammen in der Beurteilung die Stimmigkeit des Lebens (und des Erlebten) in der Welt und Umwelt aus. Der somatische Schmerz wird in der Beurteilung körperlicher Integrität als defizienter Modus, als Mangel der Geschlossenheit, empfunden. Dies führt zur emotionalen Erregung (**arousal**) und seinem emotional unangenehmen Charakter. Dies ist vom somatischen Schmerz ausgehend gedacht.

Umgekehrt besteht aber auch eine Beeinflussung, eine unstimmige Beurteilung, die sich als unangenehmes Gefühl oder Erleben präsentiert, auf die Schmerzen. Unangenehme Gefühle oder unangenehme Erlebnisse werden ebenfalls als Schmerz wahrgenommen, erlebt und als Schmerz bezeichnet. Dies sind die emotionalen Schmerzen, so wie wir sie als Schmerzeinschätzungen von Erblinden, Blindheit, Taubheit oder Geistesschwäche in Kap. 3.3 kennen lernen werden. Dieser emotionale Anteil im Schmerzerleben kann aber je nach Kultur auch bei anderen Krankheiten in größerem Ausmaß auftreten. Die Ursache des emotionalen Schmerzerlebens ist die Beurteilung des Passungsgefüges eines zu beurteilenden Zustandes, eines Sachverhaltes oder einer Empfindung (somatische Schmerzempfindung) in Bezug auf ihre Stimmigkeit zur körperlichen Integrität, der individuellen Einheit, bzw. der Stimmigkeit in Bezug auf das individuell zu führende Leben. So sind es zwei verschiedene Vermögen, die das Schmerzerleben formen. Es sind das somatische Empfinden und das emotionale Gefühl, das die Beurteilung in Bezug auf die Stimmigkeit des Lebensvollzuges begleiten.

Die Schmerzlichkeit des Schmerzes, der emotionale Anteil des Schmerzes im Schmerzerleben, entspringt einem **gestörten Lebensvollzug.** Doch was ist ein gestörter Lebensvollzug? Unter einem gestörten Lebensvollzug verstehen wir Störungen von Körperfunktionen (der Sinne: mangelndes Sehen, Hören, Tasten, Schmecken), sowie die daraus resultierenden übertragenen Bedeutungen wie Orientierungslosigkeit, Unsicherheit, Kontaktmangel zu Mitmenschen. Ein gestörter Lebensvollzug besteht auch in einer eingeschränkten Handlungsfähigkeit, in Ausweglosigkeit, Kontrollmangel und Kontrollverlust.

Wie wird der eingeschränkte Lebensvollzug wahrgenommen? Im **Denken** können durch explizite Aussagen die Einschränkungen vorgestellt werden. Solche Gedanken gründen in einer bewussten Reflexion und Analyse der **erlebten** Lebenseinschränkungen.

Das Erleben geht dem Denken und einem rationalen Analysieren voraus. Vor dem bewussten Denken steht also in der Regel das Erleben, das sich allerdings nicht klar und deutlich zu erkennen gibt. Erst durch die Reflexion und die Analyse des Erlebten wird der Mangel umgrenzt, bestimmt und erkannt.

So enthüllt sich uns ein gestörter Lebensvollzug anfänglich als bloßes unangenehmes Gefühl. Wird er reflektiert und bewusst erkannt, worin der Mangel besteht, dann wird aus der unangenehmen Befindlichkeitsstörung ein schmerzlicher Schmerz. Die Schmerzlichkeit ist also ein unangenehmes Gefühl, das die Reflexion auf den eingeschränkten Lebensvollzug begleitet. **In dieser Gestalt ist die Schmerzlichkeit des Schmerzes eine Form des Erlebens** und nicht des körperlichen Schmerzes. Die Schmerzlichkeit wird verstärkt, wenn Lebensvollzüge chronisch gestört werden (Blindheit, Taubheit, Geistesschwäche, Sucht, Schlaganfall – Lähmungen – Verbrennungen und der Schmerz selbst). Ein chronischer somatischer Schmerz kann selbst zur Schmerzlichkeit führen, wenn er dauerhaft die Lebensvollzüge behindert.

Angst ist vom ihrem Wesen her nicht nur ein Gefühl oder nur eine Stimmung, sondern ein Erleben. In der Angst wird wesentlich die körperliche Integrität reflektiert und jegliche Information in Bezug auf den Lebenshorizont, in Bezug auf den Lebensvollzug, beurteilt. Angst kann auf zwei Weisen schmerzlich sein: vom Angstinhalt her und von der Reflexion der Angst selbst her. Die Schmerzlichkeit der Angst entspringt dann einmal aus der unangenehmen Stimmung in der Beurteilung des Angstinhaltes, und auch noch bei der Reflexion der Angst selbst als Reflexionsgegenstand immer in Bezug auf den Lebensvollzug und den Lebenshorizont. Angstinhalte sind deshalb schmerzlich, weil sie die Harmonie und Stimmigkeit des Lebensvollzuges stören. Angst als Gegenstand der Beurteilung selbst ist schmerzlich, weil sie den Ängstlichen selbst lähmt und entsetzt.

Befinden und Entsetzen

Das Entsetzen ist einerseits der stärkste Ausdruck der Intensität eines Gefühls oder eines Erlebens. So sprechen wir von entsetzlicher Angst oder entsetzlichen Schmerzen. Die Rangfolge der Intensitätsmerkmale in diesem Sinne ist z. B. kein Schmerz, Schmerz, großer Schmerz, äußerster Schmerz, entsetzlicher Schmerz.

Je nach Intensität des Schmerzes wird das Befinden des Leidenden gestört. Er leidet an einer Befindlichkeitsstörung. Befinden ist das Vertraute, das Gewohnte, seine ihm eigenste Stätte, dort wo er anwesend ist. Im Entsetzen findet er sich nicht mehr seinem ihm vertrauten Befinden vor. Im Äußersten ist der Fühlende noch bei sich und fühlt einen Schmerz als seinen Schmerz.

Entsetzen hat neben der Wahrnehmungs- und Klassifikationsdimension der Intensität eine eigene Qualität. Entsetzen ist das Überschreiten eines gewöhnlich Gesetzten über eine Grenze hinaus. Der Entsetzte ist nicht bei sich selbst und befindet sich in einer ungewöhnlichen außergewöhnlichen Erlebniswelt. In starken Depressionen, in das Äußerste überschreitenden Angst- oder Schmerzsituationen breitet sich Entsetzen aus. Das Entsetzen lähmt alle Lebensaktivitäten.

3.2

Schmerzbegriff in einer indigenen Kultur: Schmerz im Spiegel des Lebens

Krankheits- und Schmerzerleben einer indigenen Kultur (Cabuntogueños, Philippinen)

Untersuchungen zum Krankheits- und Schmerzerleben bei Menschen, die in traditionellen familien- und gesellschaftsorientierten Kulturen leben, führten zu der Einsicht, dass Kranke dieser Kulturen die Schmerzlichkeit des Schmerzes sehr viel intensiver erleben als Menschen aus einer industrialisierten Gesellschaft. Dies soll nun am Beispiel der Cabuntogueños dargestellt werden.

Meine Feldforschung (1982 bis 1986) und Untersuchung der Fischergruppe der Cabuntogueños auf der Insel Siargao (Surigao del Norte, Südphilippinen) richtete sich auf eine Ethnographie der traditionellen Medizin dieser Gruppe und insbesondere auf das Krankheits- und Körpererleben. Unter anderem ließen wir 56 Krankheiten nach der Intensität bestimmter Krankheitseigenschaften ordnen (Angst, Schmerz und Hilflosigkeit bei bestimmten Erkrankungen, Wissen zur Behandlung, Kosten bei einer Behandlung, zeitlicher Verlauf und Dauer, Prognose...). Die Methode der Untersuchung, die Ergebnisse und ihre Interpretation werden ausführlich in „Traditionelle Medizin auf den Philippinen. Angstbewältigung und Kognition bei Krankheit“ (KOHNEN 1992) dargestellt. Die Rangordnung nach der Intensität der Schmerzen einer Krankheit lautete: „Ist Krankheit X 1. äußerst schmerzhaft, 2. sehr schmerzhaft, 3 schmerzhaft oder 4. nicht schmerzhaft?“

Bei der Beurteilung der Schmerzhaftigkeit durch die Cabuntogueños fällt auf, dass häufig auch solche Krankheiten als schmerzhaft eingeschätzt werden, bei denen nach medizinischem Wissen kaum somatische Schmerzen auftreten, wie beispielsweise bei der Blindheit, die als ebenso schmerzhaft wie Kopfschmerzen angesehen wird, oder Geistesschwäche, die für schmerzhafter als Durchfallerkrankungen gehalten wird (Tab. 3.1). Die Rangordnung aller Krankheiten gibt Tab. 3.1 wieder.

Diese Schmerzeinschätzung der Cabuntogueños kann nicht allein aus den körperlichen Befunden der Krankheiten abgeleitet werden. Ihre Beurteilung eines Schmerzes erfasst nicht bloß den somatischen Charakter dieses Empfindens, sondern schließt sehr viel stärker als in unserem Sprachgebrauch auch das seelische Erleben mit ein. So bezeichnet **masakit** bei den Cabuntogueños ein umfassendes schmerzliches Empfinden, das wegen der Bedeutungsbreite des Begriffs mit Schmerzerleben übersetzt wurde.

Zusammenfassend sind hier die Ergebnisse unserer Untersuchung auf den Philippinen über die Einflussfaktoren, die das Krankheits- und Schmerzerleben bestimmen, wiedergegeben:

Faktoren, die das Schmerzerleben der Cabuntogueños im Krankheitsfall beeinflussen, sind Beurteilungen des Krankheitszustandes bezüglich der Lebensbewältigung, die durch Krankheit eingeschränkt wird: Soziale Einschränkungen, körperliche Funktionseinbußen, (schlechte) Prognose, Behandlungskosten und Behandlungserwartung sowie Hilflosigkeit. Deswegen nehmen bei den Cabuntogueños Krankheitsbilder wie Tuberkulose, Lepra, Schlaganfall und Geschlechtskrankheit einen der ersten Ränge unter den schmerzhaften Krankheiten ein (Tab. 3.1).

Tuberkulose (Rang 1) und Lepra (Rang 4) sind für die Cabuntogueños mit mehr Schmerzen verbunden als ein Knochenbruch (Rang 5) oder ein Hundebiss (Rang 7). Geistesschwäche (Rang 18) gilt als schmerzhaftere Erkrankung als Rheuma (Rang 21), und ein Kropf (Rang 29) schmerzt mehr als eine Schnittwunde (Rang 31). Auf Befragen antwortete man, dass Lepra deshalb sehr schmerzhaft sei, weil man bei dieser Krankheit von der Familie getrennt und in einem Leprosorium auf einer einsamen Insel isoliert werde. **Inutil,** Geistesschwäche, und **buta,** Blindheit, schmerzen wegen der körperlichen Funktionseinbußen, die sie hervorrufen, der Arbeitsunfähigkeit und der sozialen Abseitsstellung.

Rang	Erkrankung	Rangsumme
1.	Tuberkulose	8090
2.	Nierensteinerkrankung	8200
3.	Schlaganfall	8255
4.	Lepra	8270
5.	Knochenbruch	9695
6.	Geschlechtskrankheit	10085
7.	Hundebiss	10470
8.	Tollwut	10555
9.	Magenschmerzen, Sodbrennen	10710
10.	Zahnschmerzen	10810
11.	Schlangenbiss	10885
12.	Menstruationsstörung	11035
13.	Magen-Darmerkrankung	11360
14.	Schmerzen in der Brust	11370
15.	Halsbeschwerden	11385
16.	Harnwegsinfekt	11555
17.	Malaria	11830
18.	Geistesschwäche	11855
19.	Heller Durchfall	11960
20.	Blutiger Durchfall, Ruhr	12070
21.	Gliederschmerz, „Rheuma“	12080
22.	Asthma	12610
23.	Schwellung, Tumor	12880
24.	Aufgetriebener Leib	12895
25.	Kollaps, Bewusstlosigkeit	13030
26.	Vergiftung	13470

Rang	Erkrankung	Rangsumme
27.	Epilepsie	13800
28.	Fischvergiftung	14040
29.	Kropf	14130
30.	„Beri-beri", Parästhesie	14305
31.	Schnittwunde	14340
32.	Kopfschmerz	14400
33.	Blindheit	14590
34.	Sucht	14680
35.	„Aire", Windkrankheit	14925
36.	Masern	15090
37.	Nervöse Erkrankung	15620
38.	Langsames Erblinden	15790
39.	Verbrennung	15960
40.	Allgemeine Körperschwäche	16330
41.	Augenentzündung	16630
42.	Lymphknotenschwellung	17555
43.	Panohod, Erkältung	17560
44.	Taubheit	18010
45.	Ohrenentzündung	18100
46.	Fieber	18110
47.	„Katoy", infizierte Wunde	18320
48.	Blutarmut, „Anämie"	18400
49.	Stummheit	18695
50.	Wurmerkrankung	18725
51.	Depression	19605
52.	Grippe	20175
53.	„Sawan", Angstkrankheit	20345
54.	Verhext, Hexenkrankheit	21705

Tabelle 3.2: Rangordnung der Erkrankungen nach dem Merkmal Schmerz

Bei den Cabuntogueños ist Schmerz kein isoliertes, rein auf ein Organ bezogenes, körperliches Empfinden, sondern ein umfassendes seelisches Erleben. Krankheiten werden sehr viel mehr als schmerzliche und weniger als schmerzhafte Erfahrung wahrgenommen. Dies verdeutlichen Beispiele aus der Rangordnung der Schmerzeinschätzung von Krankheiten (Tab. 3.2). Funktionsstörungen rangieren vor körperlichen Schmerzen, wie sie beispielsweise bei Entzündungen auftreten: Blindheit (Rang 33) wird für schmerzlicher gehalten als Erblinden (Rang 38) und dieses wieder für schmerzhafter als eine Augenentzündung (Rang 41). Taubheit (Rang 44) ist mit mehr Schmerzen verbunden als eine Ohrenentzündung (Rang 45).

Grundlegende Faktoren des Schmerzerlebens

Bestimmte Faktoren verstärken die Intensität, mit der Schmerzen im Krankheitsfall wahrgenommen und erlebt werden. Es zeigte sich eine positive Korrelation zwischen Schmerzwahrnehmung und der Einschätzung der Höhe der Behandlungskosten, dem Maß der Hilflosigkeit, der Angst vor Krankheiten und der Gefährlichkeit einer Krankheit. Wissen um eine uneingeschränkte Behandlungsmöglichkeit und vorhandene Heilmittel verringern dagegen das Schmerzerleben bei den Cabuntogueños (Tab. 3.3).

Als besonders schmerzlich werden Krankheiten empfunden, die hohe Behandlungskosten verursachen. Diese sind nach ihrer Rangordnung: Lepra, Tuberkulose, Schlaganfall, Nierensteinerkrankung, Geschlechtskrankheit, aufgetriebener Leib (Aszites), Tollwut, Kropf und Hundebiss.

Der Schmerz bei einer Krankheit korreliert stark mit der Einsicht, einem Leiden aufgrund mangelnder finanzieller Mittel hilflos gegenüberzustehen. Dies ist der Fall bei Schlaganfall, Lepra, Tuberkulose, Geistesschwäche, Blindheit, Nierensteinerkrankung, Malaria, Geschlechtskrankheit und Kropf. Schmerzverstärkend ist das Bewusstsein, dass es sehr wohl medizinische und technische Möglichkeiten zur Behandlung gibt, diese aber wegen der vorhandenen Armut nicht genutzt werden können. Da Korrelationen zwischen zwei Merkmalen noch keinen Schluss auf ihren kausalen Zusammenhang zulassen, kann die Beeinflussung auch umgekehrt gedeutet werden: Je schmerzlicher eine Krankheit ist, umso hilfloser fühlt sich der Patient.

Schmerzhafte Krankheiten gelten als gefährlich (Tuberkulose, Schlaganfall, Blindheit, Lepra, Geistesschwäche) und neigen zu einer schlechten Prognose (Ruhr, Tuberkulose, Malaria, Sucht, aufgetriebener Leib, Vergiftung, Nierensteinerkrankung, Lepra), weswegen sie gefürchtet werden.

Da Hilflosigkeit gegenüber bestimmten Krankheiten schmerzverstärkend wirkt, können Mittel, die diese Hilflosigkeit reduzieren und die Kontrollüberzeugung stärken, schmerzlindernd im Sinne des Schmerzbegriffs der Cabuntogueños wirken. Sie fördern das allgemeine Wohlbefinden und stützen die Überzeugung, die Krankheit beherrschen zu können. Dabei ist es belanglos, ob wirksubstanzgebundene oder magische

Grundlegende Faktoren des Schmerzerlebens bei den Cabuntogueños

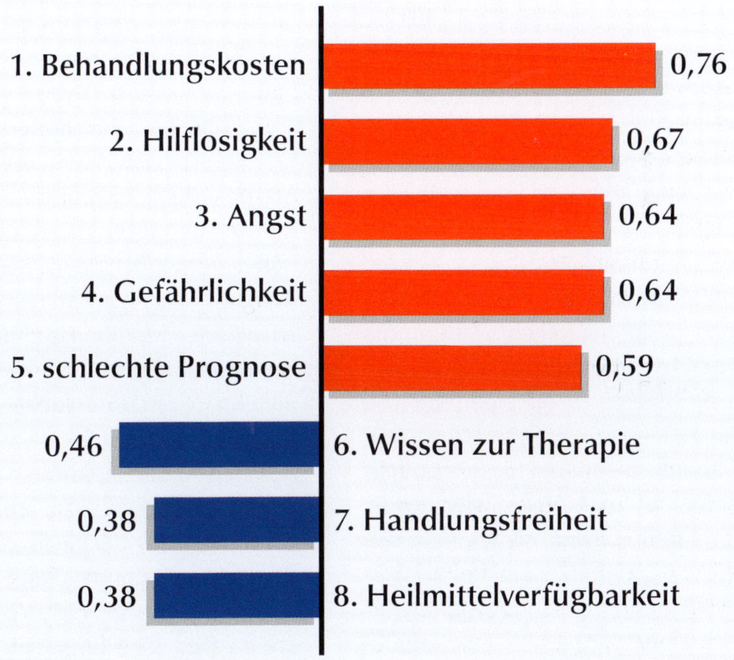

Tabelle 3.3: Korrelationen des Schmerzerlebens mit anderen Merkmalen

Methoden eingesetzt werden. Dies ist unter anderem ein Grund, weswegen magische Therapien in Cabuntog immer noch mit Erfolg angewandt werden.

Zur wissenschaftlichen Erklärung dieses Phänomens soll an die experimentellen Versuche mit Ratten von WEISS (1971) und RAKOVER (1976) erinnert werden. Sie wiesen nach, dass das Erlernen von Möglichkeiten, einer schmerzhaften Situation auszuweichen, die Schmerzwahrnehmung mindert, die Toleranz für Schmerzreize erhöht und körperliche Zeichen von Stress verringert. Das verminderte Schmerzempfinden trat auch dann noch auf, wenn diese erlernten Schmerzvermeidungsreaktionen gar nicht mehr angewandt werden konnten.

In den beiden Untersuchungen wurden Ratten zweier Vergleichsgruppen gleich starken elektrischen Stromschlägen ausgesetzt. Diejenigen Tiere, die darauf konditioniert waren, Schmerzreizen auszuweichen und während der Schmerzreize einen Ausweg wiederfanden, tolerierten höhere Schmerzreize, bevor sie flohen. WEISS (1971) fand, dass diejenigen Ratten, die gelernt hatten, Schmerzreizen ausweichen zu können, in Situationen, die einen Ausweg nicht mehr zuließen, weniger Stress und messbare somatische Folgen nach Schmerzreizen zeigten als eine Vergleichsgruppe, die von vorneherein keine Möglichkeit zur Flucht hatte.

Die Überzeugung, durch magische Behandlungen Krankheiten bewältigen zu können, wird in einem kulturspezifischen Lernprozess erworben, der dem Erlernen von Ausweichmöglichkeiten im genannten Experiment entspricht. Aufgrund dieses Wirkmechanismus lassen sich traditionelle Heilmethoden neu deuten.

Krankheits- und Schmerzerleben in unserer Kultur

Die Sozialgesetzgebung, deren Grundstruktur zum Ende des 19. Jahrhunderts zuerst in Deutschland umgesetzt wurde, ist eine kulturelle Errungenschaft, die erheblichen Einfluss auf das Wohlbefinden der Gesellschaft geschaffen haben muss, wenn man bedenkt, dass in traditionalen Gesellschaften das Krankheits- und Schmerzerleben von Ängsten um die Lebensbewältigung getragen wird.

1985 führten wir Untersuchungen zum Krankheits- und Schmerzerleben bei einer normalverteilten Gruppe von Patienten aus Köln durch. Den 29 an der Untersuchung beteiligten Probanden wurde ein standardisiertes Set von 56 Krankheitsbegriffen vorgelegt. Sie wurden aufgefordert, die Krankheitsbegriffe nach Ähnlichkeiten zu ordnen. Die untersuchten Krankheitsbegriffe sind der Abbildung 3.2 zu entnehmen. Aus den Ähnlichkeitsdaten wurde durch das multidimensionale Skalierungsverfahren ein kognitives Klassifikationsschema erstellt, das die Ordnungsdimensionen für Krankheiten in dieser Gruppe zeigt. Vereinfacht gesprochen gibt das kognitive Klassifikationsschema die Ordnung bildlich wieder, wie die Begriffe im Gehirn gespeichert sind (Abb. 3.2).

Medizinische Laien (Probanden aus Köln) ordnen Krankheitsbegriffe primär nach zwei Klassifikationsdimensionen: nach der topographischen Lage der Gesundheitsstörungen und nach der Kontrollüberzeugung (Abb. 3.2). Die Dimensionen repräsentieren eine körperliche und eine seelische Ordnungsdimension. Die Ordnung ist nach einer logisch-analytischen (räumlichen) und einer emotional-reflexiven Dimension (Kontrollüberzeugung) strukturiert, d.h. der Vernunft und dem Erleben nach.

Menschen, die in einer industrialisierten Gesellschaft leben, haben zwar das gleiche Urverlangen wie die Menschen in traditionalen Gesellschaften, nämlich Krankheit und Schmerz zu bewältigen und die Lebenssituationen in Krankheit und Schmerz möglichst schnell zu überwinden, doch erleben sie diese Situationen anders. Die einen leben in dem Bewusstsein, sich fast jede medizinische Hilfe leisten zu können und diese zur Verfügung zu haben, während die anderen sich in existentielle Nöte versetzt sehen. Moderne Industriegesellschaften sind durch Professionalisierung und Institutionalisierung

Ordnung der Krankheitsbegriffe bei Deutschen

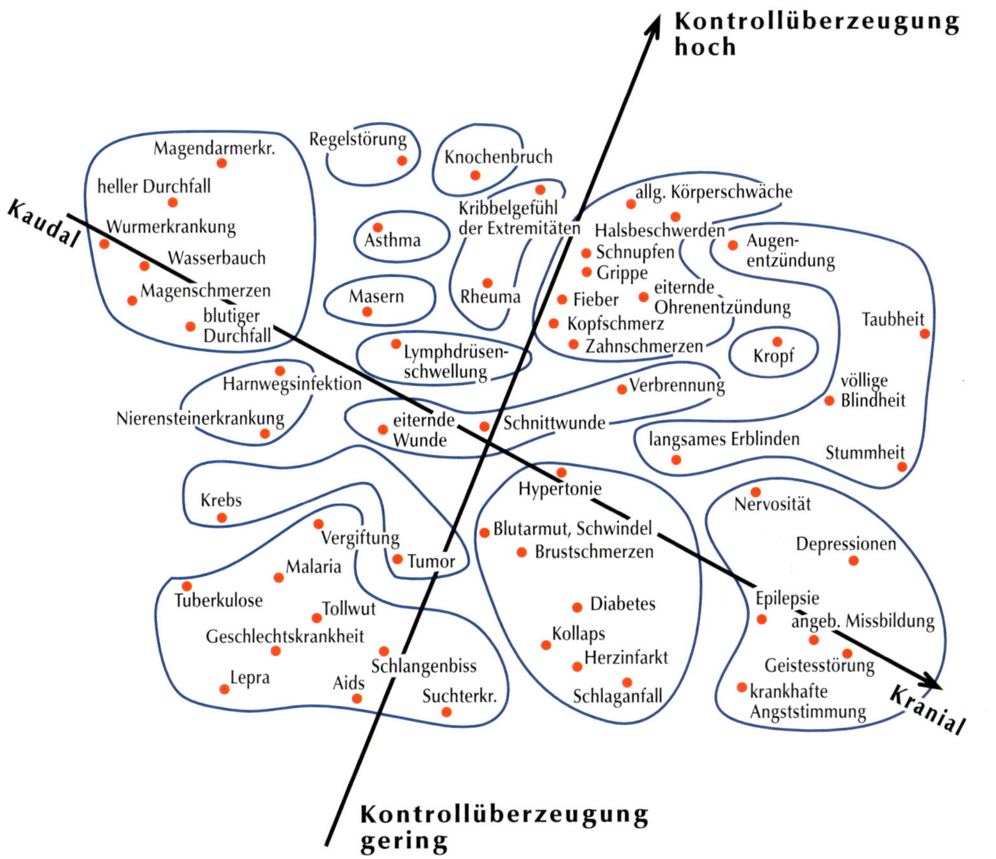

Abb. 3.2: MDS-Auswertung in einem kognitiven Klassifikationsschema von Krankheitsbegriffen, die von medizinischen Laien aus Köln nach Ähnlichkeiten geordnet wurden (n=29, R=2, DIM 1/2). In einer westlichen Kultur werden alle Krankheiten nach der Lokalisation und der Kontrollüberzeugung geordnet.

der Lebensbewältigungsinstanzen gekennzeichnet. Für die Heilkunde heißt dies, einzelne professionelle Fachkräfte in besonderen Institutionen haben die Aufgabe dieser Art der Lebensbewältigung übernommen. Und was hat dies für eine Auswirkung auf die Individuen in diesen Gesellschaften? Individuen moderner Industriegesellschaften reflektieren vor allem die Heilinstitutionen, die Hilfe in dieser Lebenssituation bringen können und nicht die Einschränkungen für ihr gesamtes Leben. Sie erleben Krankheiten als reparaturbedürftige Zustände.

Das Klassifikationsschema zeigt, dass sie darüber urteilen, ob es überhaupt eine Kontrollmöglichkeit der Krankheit oder Schmerzen gibt - oder nicht - und ob der einzelne Urteilende selbst durch sein eigenes Vermögen die Situation beherrschen kann oder ob es andere können. Unterliegt die Kontrollmöglichkeit dem eigenen Vermögen, dann besteht eine hohe Kontrollüberzeugung (internale Attribution), steht die Kontrolle in der Willkür anderer Personen oder ist sie gar vom Schicksal oder Zufall abhängig, dann äußert sich dies im Urteil der Probanden als geringe Kontrollüberzeugung (externale Attribution). Bei Krankheiten wie Lepra, AIDS oder Suchtkrankheit werden die Behandlungsmöglichkeiten und die Kontrolle äußerst gering eingeschätzt (unterer achsennaher Teil der Kontrollüberzeugungsdimension). Bei Krankheiten wie allgemeine Körperschwäche, Halsbeschwerden oder Knochenbruch wird der eigene Einfluss auf die Krankheit hoch bewertet (DÜRHOLTZ 1993).

Wenn es darum geht, wie eine Lebenssituation mit Schmerzen zu bewältigen ist, reflektieren Menschen aus industrialisierten Gesellschaften nur marginal die Bedeutung des Schmerzes für das ganze Leben, vor allem aber die Auswahl der Heilinstanzen und ihre Behandlungsmöglichkeiten: Wer ist der geeignete Therapeut; kann ich mir selbst helfen oder wird es der Apotheker, Heilpraktiker, Akupunkteur, Arzt, Facharzt, Klinikarzt oder Professor sein?

Die Reflexion auf die Kontrollüberzeugung ist eine umfassende zusammenstellende synthetische Reflexion auf die theoretischen Möglichkeiten, ihre praktische Verfügbarkeit und individuelle Erreichbarkeit, der Einschätzung der Defizite mit ihren Gefahren und der wirksamen Gegenmaßnahmen. Und doch reduziert sich diese Reflexion oft nur noch auf die einzelnen Heilinstitutionen, die nach rationalen Gründen ausgewählt werden. Im Erleben äußert sich eine nüchterne Reflexion auf einzelne Institutionen als eine Möglichkeit analytischen (vereinzelnden segmentierenden) Denkens, das Angst und Hilflosigkeit vor einer Krankheit eher zurückdrängen kann. Im Unterschied hierzu stehen die Mitglieder traditionaler Kulturen vor einer Reflexion, die ihr ganzes Leben umfasst.

Im Klassifikationsschema deutscher Laien aus Köln sind die Krankheiten in vier Kategoriengruppen geordnet:

Krankheiten, die überwiegend internal-beeinflussbar eingeschätzt werden. Dabei handelt es sich um Krankheiten, deren Verlauf durch eigenes Zutun verändert werden kann wie bei Schnittwunde, Knochenbruch, aber auch bei Magenschmerzen, Magendarmerkrankung und den Durchfallserkrankungen.

Krankheiten, die überwiegend internal-stabil attributiert werden. Dabei handelt es sich um Krankheiten, für die man eine Disposition oder Konstitution hat, die man aber selbst nicht beeinflussen kann. Das trifft für die Kreislauferkrankungen wie Kollaps, Herzinfarkt oder Bluthochdruck zu.

Krankheiten, die überwiegend external-stabil attributiert werden. Damit sind Krankheiten gemeint, die durch äußere Ursachen hervorgerufen werden, die nicht zu ändern sind, wie bei Epilepsie, Geistesstörung oder angeborener Missbildung.

Krankheiten, die überwiegend external-variabel eingeschätzt werden. Dabei handelt es sich um Krankheiten, die durch äußere Bedingungen hervorgerufen werden, die aber nicht zeitkonstant sind und im Verlauf schwanken. Das könnte für Krankheiten wie Depression, krankhafte Angststimmung oder Suchtkrankheit zutreffen, doch scheinen sich die von uns untersuchten Laien diesen Krankheiten stark ausgeliefert zu fühlen, was die geringe Kontrollüberzeugung in beiden untersuchten Kollektiven vermuten lässt (DÜRHOLTZ 1993 p. 98 - 99).

In den nicht industrialisierten, sozial- und familienorientierten Gesellschaften wird das Schmerzerleben von der Lebensbewältigung (Reflexion auf dem Lebenshorizont: emotionaler Schmerzbegriff, emotional betontes Schmerzerleben) bestimmt. In den industrialisierten, individualorientierten Gesellschaften wird das Schmerzerleben wesentlich von der Kontrollüberzeugung (Reflexion auf Behandlungsmöglichkeiten, Auswahl des Therapeuten – Selbstbehandlung, Apotheker, Heilpraktiker, Akupunkteur, Arzt, Facharzt, Klinikarzt, Professor) bestimmt. Nun könnte man vermuten, dass in den modernen Gesellschaften ein rein somatischer Schmerzbegriff, ein überwiegend somatisch betontes Schmerzerleben vorherrscht. Dies trifft aber je nach Alter und Beruf nur in einem Prozentsatz von 30 - 50 % zu.

3.3

Schmerzbegriff in Deutschland: Vielfalt der Erlebnisformen

Wissenschaftliche Klassifikation des ICD

Die Nosologie ist die systematische Beschreibung und Lehre von Krankheiten. Die Nosologie des Schmerzes gründet in der systematischen Ordnung und Klassifikation der Schmerzphänomene. Viele Krankheiten werden von Schmerzen begleitet. Die wissenschaftliche Klassifikation der Schmerzen richtet sich ursprünglich nach der Lokalisation: der Kopfschmerz, Augen-, Ohren-, Zahn-, Hals-, Herz-, Magenschmerz usw.. Die weitere Klassifikation erfolgt nach dem Charakter, nach der Art und Weise des Schmerzes, und eine dritte Ordnungsdimension ist die Zeit: akute und chronische Schmerzen. So ist es in den Lehrbüchern nachzulesen und im ICD übernommen worden.

Der somatische Schmerzbegriff

Nach dieser wissenschaftlichen Klassifizierung der Schmerzen sind Erblinden, Blindheit und Taubheit dann auch leicht nach den Dimensionen der Lokalisation, der Art und Weise des Schmerzes und der Zeit einzuordnen. Blindheit und Erblinden sind chronische oder prozesshafte Erkrankungen, die mit dem Verlust der Funktion des Auges einhergehen und – wenn sie nicht mit einer akuten Entzündung verbunden sind – keine Schmerzen verursachen.

Unter einem **somatischen Schmerzbegriff** verstehen wir die rein körperlichen Erlebniswahrnehmungen eines Schmerzerlebnisses. Dies geschieht entweder, weil es für nützlich gehalten wird, seinen Schmerz ohne jede emotionale Regung vorzustellen (rationale Schmerzbewältigungsstrategie bei Nordamerikanern Kap. 4.), oder weil es aufgrund gesellschaftlicher Normen und Werte unfein ist, Schmerz zu äußern (willentliche erlernte Schmerzbewältigungsstrategie bei Iren) oder aber weil durch die Ausbildung die Wertung somatischer gegenüber emotionaler Faktoren so überbewertet wird, dass die emotionalen Faktoren des Schmerzerlebens ausgeblendet werden wie bei der allgemeinen ärztlichen Tätigkeit von Ärzten oder Pflegepersonal.

Nun stellt sich die Frage, ob diese wissenschaftliche Klassifikation denn auch das allgemeine Empfinden und die Beurteilung der **allgemeinen Bevölkerung** trifft und ob es die **allgemein gültige** Ordnung des Schmerzerlebens ist oder nicht nur eine wissenschaftliche Klassifikation, die sich in der Folge des Denkens DESCARTES und der Umbewertung des Schmerzes im 17. Jahrhundert bei Wissenschaftlern eingebürgert hat?

Der emotionale Schmerzbegriff

Nehmen wir die Antwort vorweg, damit wir wissen, worauf die Untersuchung hinausläuft: Die Allgemeinbevölkerung hat einen erweiterten, über die wissenschaftliche Ordnung hinausgehenden Schmerzbegriff. Sie nimmt auch seelische Phänomene als schmerzhafte Erlebnisse wahr und spricht dies in der Alltagssprache aus. Den wissenschaftlich erzogenen Ärzten und ihrem wissenschaftlich logischen Blick auf Krankheiten mag dies teilweise nur schwer nachvollziehbar zu sein.

In der Normalbevölkerung finden wir sehr wohl die Ansicht, dass der Tod eines nahen Verwandten schmerzt. Es schmerzt besonders, wenn ein junger Mensch sterben muss, es schmerzen Funktionsstörungen wie Bewegungseinschränkungen und Unbeweglichkeit nicht nur körperlich, es schmerzt die Orientierungslosigkeit, die Arbeitslosigkeit, das Mobbing und eine willkürliche Gewaltausübung, diese kann am Arbeitsplatz, im mitmenschlichen Umgang untereinander und in der Familie bestehen. Ebenso schmerzen Heimweh (Nostalgie), Verlassensein, Neid und Missgunst.

In vielen Ländern der Erde werden seelische Schmerzen durch den bösen Blick hervorgerufen. SIEBERT berichtet aus Brasilien von einem Krankheitssyndrom, **mau-olhado,** dessen charakteristische Symptome geistige oder körperliche Schwäche, **Schmerzen jeglicher Art** oder schlichtweg ständiges Pech oder Unglück sind. Verursacht wird dieser Symptomenkomplex durch Neid oder Missgunst einer anderen Person, die beispielsweise ein Kind mit bewundernden Blicken und heimlichem Neid ansieht, und es damit zerstören oder krank machen kann. Eine Besonderheit stellen Menschen mit einem angeborenen oder erworbenen bösen Blick dar, dem so genannten **olho grosso,** „grober, gemeiner Blick", einer negativen supernatürlichen Kraft in den Augen. Diese Personen haben die Fähigkeit, durch bloßes Ansehen anderen Menschen, Tieren oder Pflanzen Krankheit oder Tod anzuzaubern. Nicht nur aus Brasilien ist dieses Phänomen bekannt, sondern auch aus anderen lateinamerikanischen Ländern, vielen asiatischen Ländern und Völkern mit animistischem Glauben (NGOKWEY 1988, HAUSCHILD 1979: 5). Die Betroffenen leiden an (emotionalen) Schmerzen jeglicher Art. Heilung dieser Symptomenkomplexe oder Erkrankungen erreichen spirituelle Heiler, die **macumbeiros** oder die Heilbeter (SIEBERT, S. 2000). In Cabuntog gibt es eine Kinderkrankheit, die durch den bösen Blick hervorgerufen wird (KOHNEN 1992 p. 153).

Nach unseren Untersuchungen zum Schmerzbegriff der deutschen Bevölkerung werden Schmerzen in ihrem emotionalen Charakter stärker erlebt, als Ärzte und die wissenschaftlich tätigen Mediziner dies vermutet hätten. Die Klassifikation der Schmerzen wird in dieser Untersuchung deshalb um die Klassifikation in einen somatischen und einen emotionalen Schmerzbegriff erweitert.

Unter einem **emotionalen Schmerzbegriff** verstehen wir, dass emotionale Faktoren im Schmerzerleben gegenüber den somatischen stärker betont werden. Dass im Schmerz immer ein körperliches und ein seelisches Schmerzerlebnis wahrgenommen wird, ist hinreichend bekannt. Unbekannt aber war, dass diese Anteile des Schmerzerleben nach Alter, Ausbildung und ethnischer Zugehörigkeit variieren können.

Diese Tatsache wurde mir erstmals bei der Auswertung meiner Feldforschungsuntersuchungen von 1982 bis 1986 in der philippinischen Fischergruppe der Cabuntogueños bewusst. Ich stellte fest, dass bei den Cabuntogueños Schmerzen stärker als bei uns emotional erlebt werden. So werden Erblinden, Blindheit, Taubheit und Geistesschwäche als schmerzhaft, meist sogar als sehr schmerzhaft bezeichnet. Bei den Assoziationen, die mit dem Begriff „Schmerz" verbunden sind, standen emotionale Faktoren im Vordergrund. Diese Ergebnisse veröffentlichte ich 1989 unter dem Titel: „Schmerzerleben der Cabuntogueños: Faktoren des Schmerzes in einer philippinischen Fischergruppe" (KOHNEN 1989).

In der deutschen Alltagssprache gibt es in vereinzelten Redeweisen noch diese (übertragene) Bedeutung seelischen Schmerzes wie in „dein Verhalten bereitet mir Schmerzen" oder „es war eine schmerzliche Erfahrung". In ihr kann auch dieser besondere Schmerzcharakter adjektivisch mit „schmerzlich" gegenüber „schmerzhaft" ausgedrückt werden, eine Unterscheidung, die sprachlich möglich ist, in der Alltagssprache allerdings nicht konsequent durchgehalten wird.

Schmerzbegriff deutscher Probanden (medizinischer Laien)

Als ich nun 1998 von dem Leiter der Tutzinger Schmerzklinik eingeladen wurde, um auf dem Tutzinger Schmerzkongress über meine Erfahrungen zum Schmerzbegriff der philippinischen Fischergruppe zu berichten, stellte ich fest, dass ich hier in Deutschland zwar Paralleluntersuchungen zum Krankheitserleben und Körpererleben durchgeführt hatte, mir aber Vergleichsuntersuchungen zum Schmerzbegriff und zum Schmerzerleben einer deutschen Bevölkerung fehlten. In den darauf folgenden Jahren befragte ich mehr als 600 Probanden. Wir verwandten hierzu einen Fragebogen, durch den (kulturelle) Schmerzbewältigungsstrategien und Einflussfaktoren des Schmerzerlebens untersucht werden konnten. Ein Ergebnis dieser Untersuchung war, dass auch die deutsche Bevölkerung bei den Krankheiten Erblinden, Blindheit und Taubheit – ähnlich wie die Philippinos – einen überwiegend emotionalen Schmerzbegriff hat.

Ein Teil der Befragung bestand darin, dass gesunde Probanden aus Köln aufgefordert wurden, die Krankheiten **Erblinden, Blindheit, Taubheit** und **Geistesschwäche** der Schmerzintensität nach in die vier Schmerzgrade 1. äußerst schmerzhaft, 2. sehr schmerzhaft, 3. schmerzhaft oder 4. nicht schmerzhaft nach ihrer Erfahrung und Beurteilung einzustufen. Das Ergebnis ist, dass die Befragten (n = 602) diese Krankheiten in 60 - 78 % für schmerzhaft halten (s. Abb. 3.3 - 3.5).

Dies war und ist für Ärzte immer noch ein unerwartetes Ergebnis. Sie halten nämlich umgekehrt diese Krankheiten im gleichen Prozentsatz für nicht schmerzhaft. Aufgrund dieser Ergebnisse kann nun nicht mehr davon gesprochen werden, dass unsere Allgemeinbevölkerung einen erweiterten Schmerzbegriff besitze, dies wäre nur aus der Sicht des Arztes gedacht. Viel eher verhält es sich doch so, dass der Schmerzbegriff der Allgemeinbevölkerung der Schmerzbegriff der untersuchten Gesellschaft ist und vielmehr die Ärzte darüber nachdenken müssen, ob sie nicht einen von der Gesellschaft abweichenden Schmerzbegriff haben. So folgten Untersuchungen zum Schmerzbegriff der Allgemeinbevölkerung und der Ärzte, deren Ergebnisse im Folgenden präsentiert werden sollen. Dabei war eines sicher:

Ärzte und Patienten sprechen in Bezug auf das Erleben von Schmerzen eine unterschiedliche Sprache. So waren wir bemüht, ein differenzierteres Bild darüber zu erlangen, welche Gründe und Einflussgrößen für diese Beurteilung der Schmerzhaftigkeit bei der Allgemeinbevölkerung verantwortlich sind. Ein solches Wissen kann für Ärzte hilfreich sein, die Schmerzäußerungen und das Schmerzverhalten ihrer Patienten besser zu verstehen.

Schmerzbegriff und Alter

Die weiteren Untersuchungen ergaben, dass es drei wesentliche Einflussgrößen für den emotionalen Schmerzbegriff der Allgemeinbevölkerung gibt: das Alter, die Ausbildung und der Beruf. So waren es besonders die jungen Probanden ohne medizinische Ausbildung und Probanden mit einem künstlerischen Beruf, die die emotionalen Aspekte der Schmerzen bei diesen Krankheiten stark betonten.

Schmerz und Alter
Mediziner und Laien

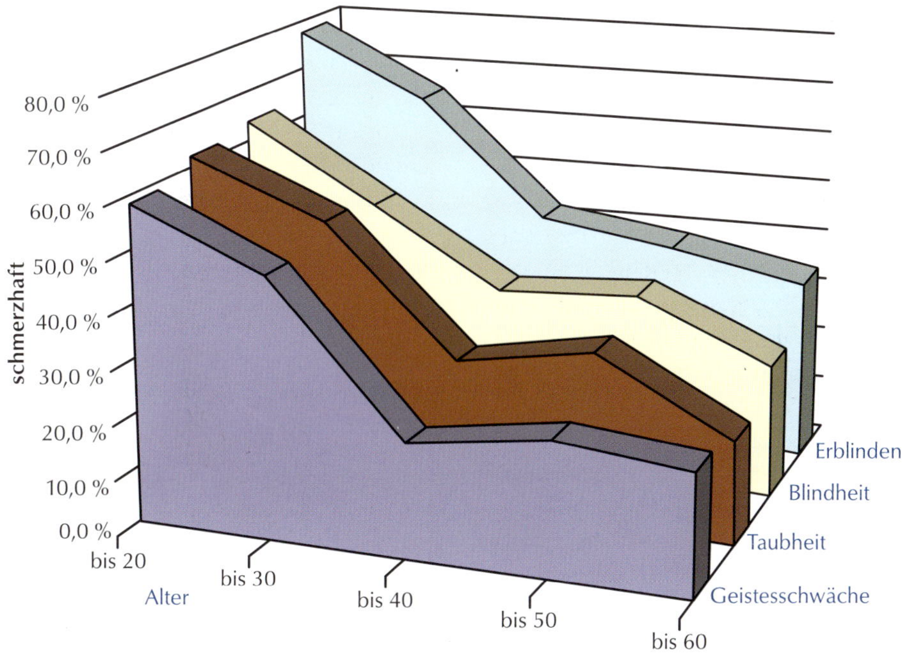

Alter	Erblinden	Blindheit	Geistess.	Taubheit
bis 20	77 %	65 %	60 %	67 %
bis 30	69 %	53 %	51 %	54 %
bis 40	43 %	34 %	20 %	29 %
bis 50	40 %	37 %	24 %	33 %
bis 60	37 %	26 %	19 %	20 %

Abb. 3.3: Verlust des emotionalen Schmerzbegriffs mit zunehmendem Alter (n = 602).

In der Jugend besteht ein emotionaler Schmerzbegriff: Erblinden, Blindheit und Taubheit werden in über 65 % als schmerzhaft bezeichnet. Mit zunehmendem Alter setzt sich ein somatischer Schmerzbegriff durch. Mit 60 Jahren werden Blindheit, Geistesschwäche und Taubheit nur noch zu 19 % bis 26 % als schmerzhaft eingeschätzt, wobei man allerdings das Erblinden in diesem Alter fürchtet und immer noch stark emotional beurteilt. So wird diese Krankheit noch in 37 % für schmerzhaft gehalten. Dieses Ergebnis geht auf insgesamt 602 Probanden ohne Differenzierung nach Berufsgruppen und Geschlecht zurück (Abb. 3.3).

Schmerz und Alter
Medizinische Laien

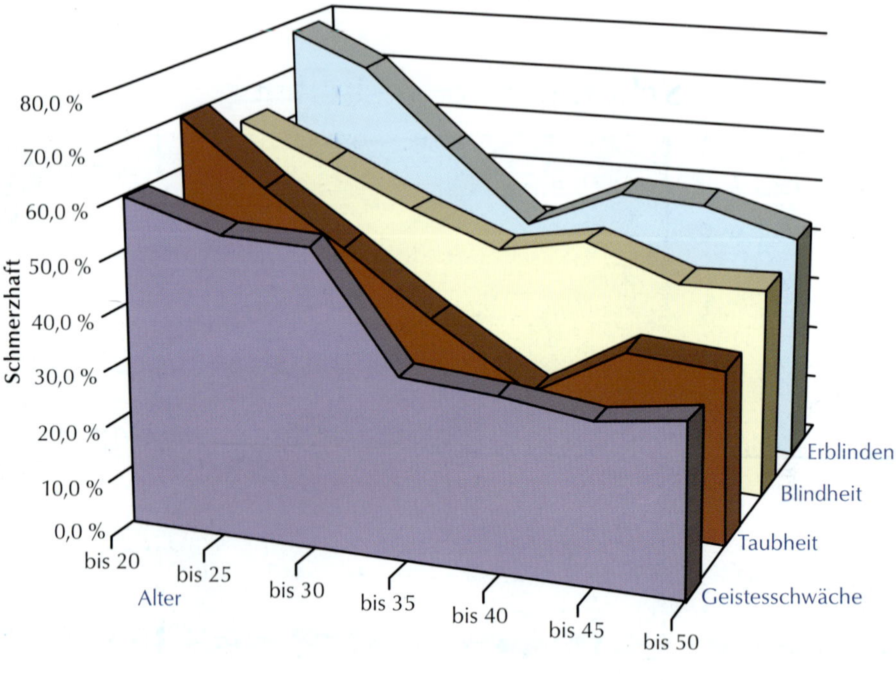

Alter	Erblinden	Blindheit	Taubheit	Geistess.
bis 20	78 %	65 %	60 %	70 %
bis 25	72 %	56 %	55 %	59 %
bis 30	57 %	49 %	54 %	49 %
bis 35	42 %	42 %	32 %	37 %
bis 40	50 %	45 %	30 %	25 %
bis 45	50 %	39 %	28 %	35 %
bis 60	45 %	40 %	31 %	35 %

Abb. 3.4: Mit zunehmendem Alter werden Erblinden, Blindheit, Taubheit und Geistesschwäche nicht mehr als schmerzhaft eingeschätzt. (Probanden ohne medizinische Ausbildung n = 322).

Schmerzbegriff und Ausbildung

Nachdem wir festgestellt hatten, dass bei den Ärzten ein überwiegend somatischer Schmerzbegriff vorherrscht und hierfür eindeutig ihre Ausbildung verantwortlich war, sahen wir uns vor die Frage gestellt, wie es sich mit den Krankenschwestern und Pflegern verhält. Sind sie dem Schmerzerleben der Patienten näher als die Ärzte oder werden sie durch ihre Ausbildung auch zu der Anwendung eines somatischen Schmerzbegriffes herangebildet?

Zur Beantwortung dieser Frage ließen wir in der Wilhelm-Griesinger Krankenpflegeschule Köln-Merheim Schüler aus Unterkursen (n = 108), Mittelkursen (n = 99) und Oberkursen (n = 73) Beurteilungen der Schmerzhaftigkeit von Krankheiten ausführen. Aus den Daten wurde für jede Kursstufe eine Rangordnung von den am häufigsten als schmerzhaft eingeschätzten bis zu den am wenigsten als schmerzhaft eingeschätzten Krankheiten gebildet. Abbildung 3.5 zeigt, wie die Rangordnung für Erblinden, Blindheit, Taubheit und Geistesschwäche von den Rängen im oberen Drittel in den

Schmerz und Ausbildung

Unterkurs	Oberkurs	Ärzte
1 Herzinfarkt	1 Herzinfarkt	1 Herzinfarkt
2 Schlaganfall	2 Verbrennung	2 Nierenstein
3 Knochenbruch	3 Nierenstein	3 Verbrennung
4 Verbrennung	4 Zahnschmerz	4 Zahnschmerz
5 Erblinden	5 Knochenbruch	5 Knochenbruch
6 Rheuma	6 Ohrenentzündung	6 Rheuma
7 Sucht	7 Hundebiss	7 Kopfschmerz
8 Zahnschmerz	8 Rheuma	8 Ohrenentzündung
9 Blindheit	9 Kopfschmerz	9 Magenschmerz
10 Nierenstein	10 Tuberkulose	10 Augenentzündung
11 Hundebiss	11 Schlaganfall	11 Halsschmerz
12 Taubheit	12 Magenschmerz	12 Hundebiss
13 Tuberkulose	13 Sucht	13 Schnittwunde
14 Ohrenentzündung	14 Schnittwunde	14 Sucht
15 Kopfschmerz	15 Augenentzündung	**15 Erblinden**
16 Augenentzündung	**16 Erblinden**	**16 Blindheit**
17 Magenschmerz	17 Halsschmerz	17 Tuberkulose
18 Geistesschwäche	**18 Blindheit**	**18 Taubheit**
19 Kropf	**19 Geistesschwäche**	19 Grippe
20 Schnittwunde	**20 Taubheit**	20 Schlaganfall
21 Grippe	21 Grippe	21 Durchfall
22 Halsschmerz	**22 Kropf**	**22 Geistesschwäche**
23 Durchfall	23 Durchfall	**23 Kropf**

Abb. 3.5: Rangordnung der Schmerzhaftigkeit von Krankheiten bei Krankenpflegeschülern im Unter- und Oberkurs, sowie bei Ärzten. Die im Unterkurs noch als sehr schmerzhaft eingeschätzten Krankheiten Erblinden, Blindheit und Taubheit fallen von Rängen im oberen Drittel nach einer zweieinhalbjährigen Ausbildung im Oberkurs auf Ränge des unteren Drittels zurück.

Unterkursen auf Rangplätze im unteren Drittel in den Oberkursen abfällt. Die Urteile repräsentieren im Oberkurs die reine Lehre und somatische Einschätzung der Schmerzen bei Krankheiten. Demgegenüber zeigen die praktizierenden Ärzte wieder einen leichten Anstieg in Richtung auf eine mehr emotionale Schmerzeinschätzung. Wir deuten dies als Ausdruck ihres Praxisbezuges und der alltäglichen Kommunikation mit ihren Patienten, denen sich die Schmerzeinschätzung der praktizierenden Ärzte annähert. Vor 3 Jahren haben wir eine prospektive Studie begonnen, von der wir uns weitere Erkenntnisse zu diesen Einschätzungen erhoffen.

Ein Vergleich zwischen Schülern einer Krankenpflegeschule, Medizinstudenten und Ärzten zeigt, wie mit zunehmender Ausbildung ein Wandel von einem überwiegend emotionalen zu einem somatischen Schmerzbegriff erfolgt (Abb. 3.6). Als Störgröße bei dieser Untersuchung ist das Alter zu berück-

Schmerz und Ausbildung

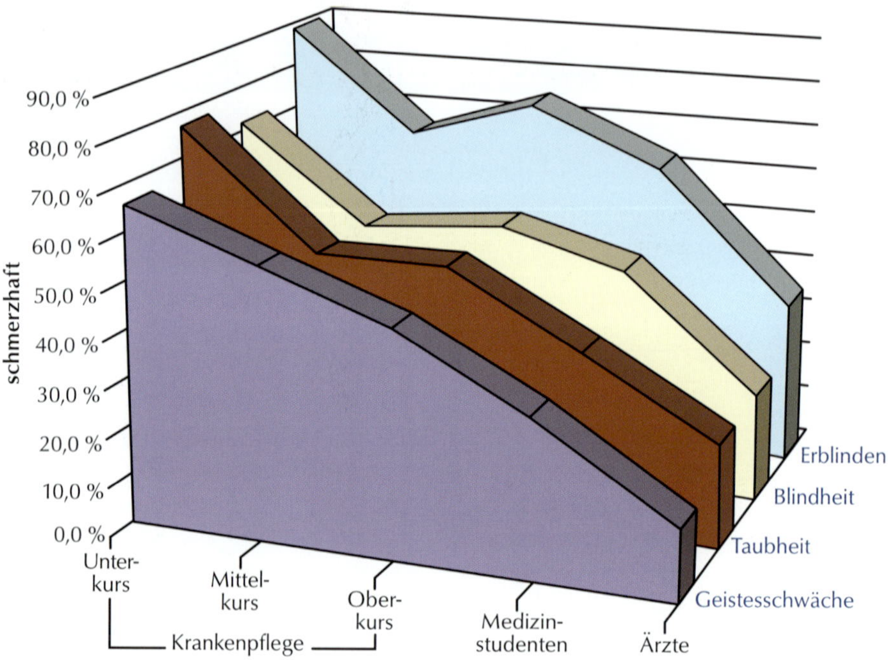

		Erblinden	Blindheit	Taubheit	Geistess.
Krankenpflege	Unterkurs	89 %	72 %	77 %	66 %
	Mittelkurs	66 %	55 %	57 %	60 %
	Oberkurs	74 %	59 %	58 %	53 %
Medizinstudenten		62 %	52 %	41 %	38 %
Ärzte		35 %	27 %	23 %	15 %

Abb. 3.6: Verlust des emotionalen Schmerzbegriffs mit zunehmender medizinischer Ausbildung. Im Unterkurs werden Anatomie und Physiologie gelehrt. Dies erklärt den deutlichen Einbruch der emotionalen Einschätzung der Schmerzen vom Unterkurs zum Mittelkurs (n = 469).

sichtigen, da mit zunehmendem Alter die gleiche Bewegung von einem emotionalen zu einem somatischen Schmerzbegriff zu beobachten ist. Die Schüler hatten ein durchschnittliches Alter von 19,9 Jahren (Unterkurs), 22,2 Jahren (Mittelkurs), 23,1 Jahren (Oberkurs), die Studenten von 31,1 Jahren und die Ärzte von 40,8 Jahren.

Während der emotionale Schmerzbegriff bei den Laien zwischen dem 20sten und 30sten Lebensjahr noch leicht ansteigt und wellenförmig abfällt, hat er bei den Ärzten nach der Ausbildung mit 30 Jahren schon den Tiefstpunkt erreicht (Abb. 3.7).

Im Alter zwischen 50sten und 60sten Lebensjahr beurteilen Ärzte die Krankheiten **Erblinden, Blindheit, Taubheit** und **Geistesschwäche** wieder stärker reflexiv-emotional. Wir deuten dies als einen Hinweis darauf, dass Ärzte im Alter mehr ihre eigene Lebenssituation reflektieren, Krankheiten individuell auf sich persönlich beziehen und den Schmerzbegriff nicht mehr nur funktional als Leitsymptom ihres ärztlichen Handelns anwenden.

Ärzte und Alter

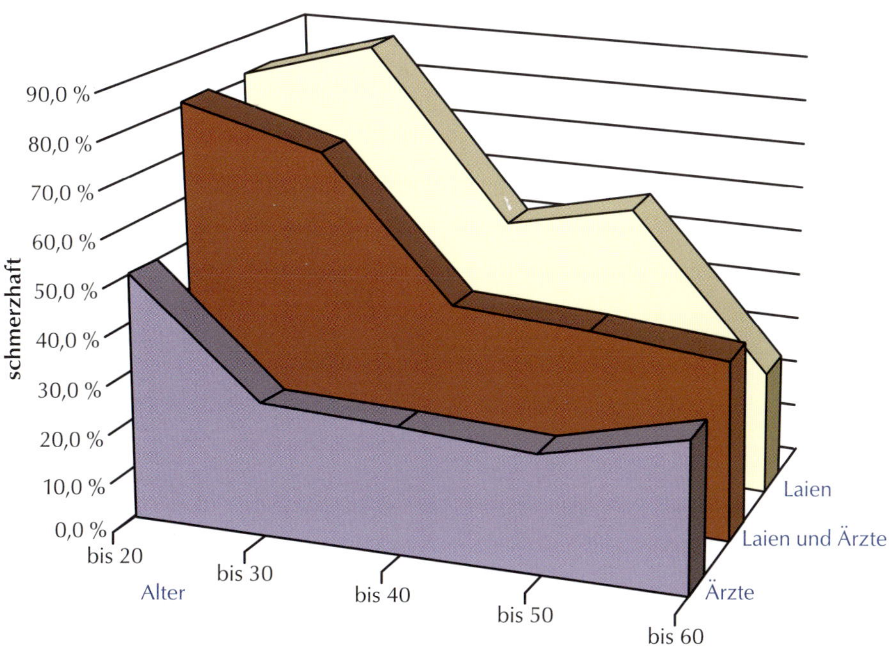

Abb. 3.7: Verlust des emotionalen Schmerzbegriffs bei Ärzten während des Studiums bis zum 30sten Lebensjahr; nach dem Berufsleben, ab 50sten Lebensjahr Rückkehr eines emotionalen Schmerzbegriffs

Schmerzbegriff und Beruf (Kunsthistoriker)

Die Untersuchungen einer kleinen Gruppe von promovierten Kunsthistorikern ergab, dass diese fast ausnahmslos einen emotionalen Schmerzbegriff besaßen. Dies führte zu der These, dass einige Menschen Schmerzen auf einem erweiterten Horizont beurteilen und sehr viel mehr Informationen in dieses Urteil mit einfließen lassen als nur den körperlichen Aspekt der Schmerzwahrnehmung. Oder sie reflektieren mehr das Symptom Schmerz.

Schmerzbegriff der Ärzte

64 % der untersuchten Ärzte schätzten Erblinden als nicht schmerzhaft und nur 36 % als schmerzhaft ein. Genau umgekehrt verhielt es sich bei den medizinischen Laien, die in 33 % Erblinden für nicht schmerzhaft und in 66 % für schmerzhaft hielten (Abb. 3.8). Unter denjenigen, die Erblinden für schmerzhaft halten sind immerhin mehr als die Hälfte der Ansicht, dass diese Krankheit äußerst schmerzhaft ist. Blindheit hält etwa jeder zweite Laie für schmerzhaft, während es bei den Ärzten nur 27 % sind.

Schmerzerleben: Erblinden

	Laien n = 393	Ärzte n = 168
nicht schmerzhaft	33 %	64 %
schmerzhaft	66 %	36 %
äußerst schmerzhaft	38 %	11 %
sehr schmerzhaft	15 %	09 %
schmerzhaft	14 %	16 %

Abb. 3.8: Die Schmerzhaftigkeit des Erblindens im Urteil von Laien und Ärzten.

Schmerzerleben: Blindheit

	Laien n = 393	Ärzte n = 168
nicht schmerzhaft	45 %	73 %
schmerzhaft	55 %	27 %
äußerst schmerzhaft	27 %	10 %
sehr schmerzhaft	13 %	08 %
schmerzhaft	14 %	08 %

Abb. 3.9: Die Schmerzhaftigkeit der Blindheit im Urteil von Laien und Ärzten.

Schmerzerleben: Taubheit

	Laien n = 393	Ärzte n = 168
nicht schmerzhaft	45 %	76 %
schmerzhaft	55 %	23 %
äußerst schmerzhaft	21 %	10 %
sehr schmerzhaft	16 %	05 %
schmerzhaft	18 %	09 %

Abb. 3.10: Die Schmerzhaftigkeit von Taubheit im Urteil von Laien und Ärzten.

So stellt der Arzt, sobald ein Patient das Ärztezimmer betritt, in der Regel die Frage: „Wo tut es denn weh?" Durch diese Frage grenzt er - unbewusst - die Kommunikation zwischen ihm und dem Patienten auf nur lokalisierbare Schmerzen ein und blendet emotionale Aspekte des Schmerzes aus. Im Gegenteil, die Präsentation emotionaler Aspekte des Schmerzes, die Sorge der Lebensbewältigung und Ängste des Patienten hindern ihn geradezu daran, eine rasche und rational wissenschaftliche Diagnose zu stellen. Er wird es deshalb vermeiden über das emotionale Schmerzerleben seines Patienten zu diskutieren. Dies, so glaubt er, widerspreche seinem Auftrag.

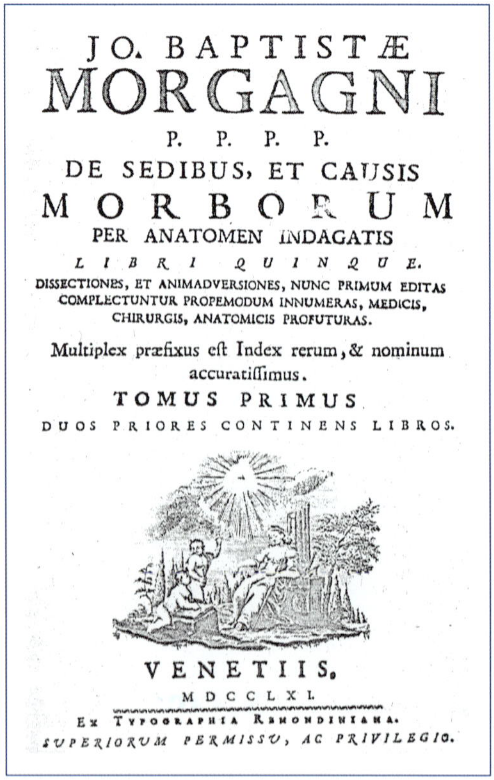

JO. BAPTISTÆ
MORGAGNI
P. P. P. P.
DE SEDIBUS, ET CAUSIS
MORBORUM
PER ANATOMEN INDAGATIS
LIBRI QUINQUE.
DISSECTIONES, ET ANIMADVERSIONES, NUNC PRIMUM EDITAS COMPLECTUNTUR PROPEMODUM INNUMERAS, MEDICIS, CHIRURGIS, ANATOMICIS PROFUTURAS.
Multiplex præfixus eſt Index rerum, & nominum accuratiſſimus.
TOMUS PRIMUS
DUOS PRIORES CONTINENS LIBROS.
VENETIIS,
MDCCLXI.
Ex Typographia Remondiniana.
SUPERIORUM PERMISSU, AC PRIVILEGIO.

Abb. 3.11: GIOVANNI BATTISTA MORGAGNI veröffentlichte 1761 sein fünfbändiges Werk „De sedibus, et causis morborum". Seither werden die Ärzte angehalten, mittels der Schmerzen zuerst die Lokalisation der Krankheit in den Organen zu suchen.

Ärzte lernen während ihre Ausbildung in einer bestimmten Weise mit Schmerzen umzugehen. Sie lernen Schmerzen als das Leitsymptom zu gebrauchen, mit dem sie am schnellsten die Lokalisation der Gesundheitsstörung beim Patienten herausfinden können, um sicher zur Diagnose zu gelangen. Das Symptom „Schmerz" ist in seinem Denken und Handeln operationalisiert. Dies hat historische Gründe.

Im 17. Jahrhundert fand auf dem Boden der Philosophie DESCARTES, der den menschlichen Körper als eine Maschine begriff, eine Umbewertung des Schmerzes aus der christlichen Ethik hin zum Symptom einer Funktionsstörung des Körpers statt, die medizinhistorisch ihren Höhepunkt in der Organpathologie fand.

Die sehr erfolgreiche organpathologische Systematisierung des Krankheitsgeschehens veröffentlichte der Paduaner Anatom **GIOVANNI BATTISTA MORGAGNI** (1682 - 1771) 1761 in seinem fünfbändigen Werk „De sedibus, et causis morborum". Dieser wissenschaftliche Schmerzbegriff, den wir heute noch pflegen, passt im Wesentlichen nicht mit dem allgemeinen Schmerzbegriff der Patienten in unserer Kultur überein. Dies kann zu Schwierigkeiten in der Arzt-Patientenkommunikation führen.

Schmerzbegriff und Geschlecht

So wird am Ende einer geschichtlichen Entwicklung - und durch die wissenschaftliche Medizin geprägt - der Schmerz in der Ausbildung der Ärzte als ein isoliertes Empfinden, das lokalisierbar ist und lokalisiert wahrgenommen wird, operationalisiert, um Gesundheitsstörungen diagnostizieren zu können.

Ob Schmerzen mehr emotional oder mehr somatisch erlebt werden, ist vom Geschlecht weit gehend unabhängig. Abb. 3.12 zeigt einen parallelen Kurvenverlauf für männliche und weibliche Probanden in der Einschätzung der Schmerzhaftigkeit der Krankheiten, wobei die Männer allerdings die Krankheiten Erblinden, Blindheit, Geistesschwäche und Taubheit schmerzhafter einschätzen als Frauen. Es ist fraglich, ob

Schmerzbegriff und Geschlecht

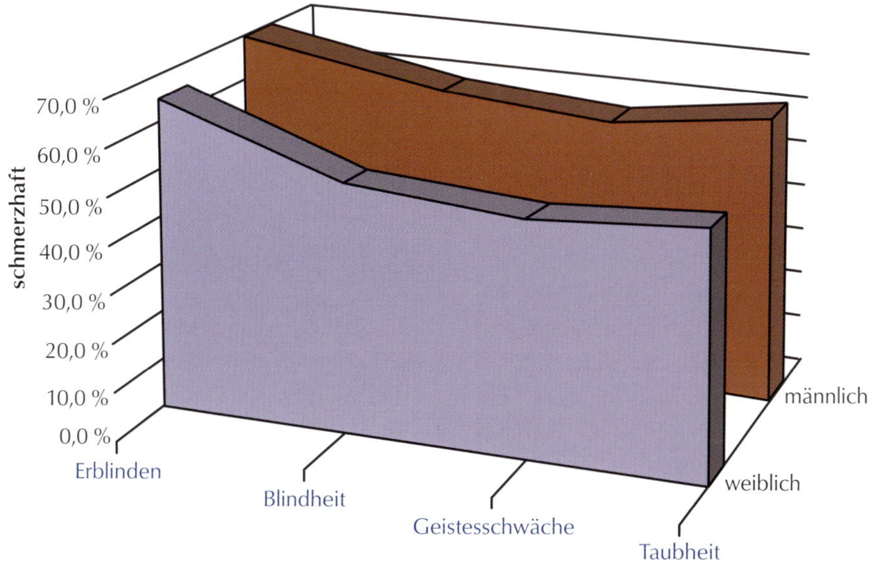

Abb. 3.12: Es besteht kein signifikanter Unterschied in der Beurteilung der Schmerzhaftigkeit zwischen Frauen (n = 327) und Männern (n = 260), insgesamt (n= 587).

diese Beobachtung allein geschlechtsspezifisch ist, oder ob Männer in ihren Berufen nicht mehr auf diese Organe und ihre Sinnesfunktionen angewiesen sind und diese Krankheiten deshalb reflexiv emotional beurteilen.

Denken und Erleben: logisch somatisch und reflexiv emotional

Durch die Unterscheidung des Schmerzerlebens in eine somatische und eine emotionale Erlebnisform, die wir präziserweise als eine Beurteilung eines Schmerzerlebnisses in einen somatischen und emotionalen Schmerzbegriff bezeichnet haben, präsentiert sich uns ein differenziertes Bild der Vielfalt der Erlebnisformen des Schmerzes und seiner Einflussgrößen. Die Beobachtungen erklären aber noch nicht, weswegen etwa 50 % der Befragten einen somatischen und weswegen 50 % einen emotionalen Schmerzbegriff besitzen. Zur Interpretation und zur Erklärung dieser Ergebnisse entwickelten wir drei Thesen.

These 1: **Alter**

Es sind die **Erfahrungen** und das **Wissen,** z. B. Begegnungen und Gespräche mit Sehbehinderten, die mit der Zeit und mit zunehmendem Alter dazu führen, die Krankheiten **Erblinden, Blindheit, Geistesschwäche** und **Taubheit** nicht mehr als schmerzhaft zu beurteilen. Die Untersuchungen von Schmerz und Alter (Kap. 3.3) sprechen für diese These. Gegen sie spricht, dass Ärzte, die ein Leben lang einen somatischen Schmerzbegriff vertreten haben, gerade im Alter zu einem mehr emotionalen Schmerzbegriff neigen. Mit zunehmendem Alter wächst die Kontrollüberzeugung, auch außergewöhnliche Situationen bewältigen zu können. Wachsende **Kontrollüberzeugung** und bessere Schmerzbewältigungsstrategien nehmen dem Schmerz die Schmerzlichkeit. Gegenüber der Jugend nimmt im Alter die **Schmerzempfindlichkeit** ab, was die Einschätzung der Schmerzlichkeit beeinflussen mag.

These 2: Urteilen auf einem **erweiterten Horizont**

Menschen mit künstlerischen Berufen neigen mehr zu einem emotionalen Schmerzbegriff. Dies erklärten wir mit dem Verhalten, dass sie in ihr Urteil über Schmerz mehr Informationen als die bloß körperlichen Sinnesinformationen einbringen und mehr das gesamte Passungsgefüge der Informationen reflektieren als andere Menschen. Bisher ist es noch nicht gelungen, geeignete Parameter zu finden, die das allgemeine Urteilen auf einem erweiterten Horizont erfassen können. So ist die Untersuchung dieser These noch nicht abgeschlossen.

These 3: Reflexives und analytisches **Denken**

Schließlich gelangten wir zu der These, dass einige Menschen analytisch und andere reflexiv urteilen. Das analytische Urteil wird im logischen Denken vollzogen und entspricht im Erlebnis von Schmerzen einem somatischen Schmerzerleben. Das reflexive Urteil vollzieht sich in einer ästhetischen Reflexion (im Urteil über das harmonische Zusammenspiel mehrerer Vermögen) und entspricht im Erleben einem emotionalen

Schmerzerleben. Abb. 3.13 stellt die unterschiedlichen Arten des Urteilens in der Beurteilung der Schmerzhaftigkeit der Blindheit dar.

Nach der analytisch rationalen Methode werden Krankheiten daraufhin untersucht, wo die Ursache der Gesundheitsstörung liegt. Das erkrankte Organ steht im Interesse der Beurteilung. Im Fall der Blindheit stellt sich der analytisch rational Urteilende das erkrankte Auge vor und trifft Aussagen über die Krankheit von diesem Organ her. Der reflexiv emotional Urteilende reflektiert bei der Vorstellung einer jeden Krankheit ihre Auswirkungen auf die Lebensführung und auf den Lebenshorizont. Über Blindheit befragt, stellt er sich die Auswirkungen und Funktionsausfälle vor und sieht bildlich gesprochen, wie der Blinde mit einem Blindenstock orientierungslos, suchend, in innerer Dunkelheit und unsicher seinen Lebensweg ertastet. Eine solche Vorstellung ist natürlich mit besonderen Emotionen verbunden. So kommt der analytisch rational Urteilende zu dem Ergebnis: **Blindheit ist nicht schmerzhaft** und der reflexiv emotional Urteilende zum Urteil: **Blindheit ist schmerzhaft.**

Analytische und reflexive Urteile

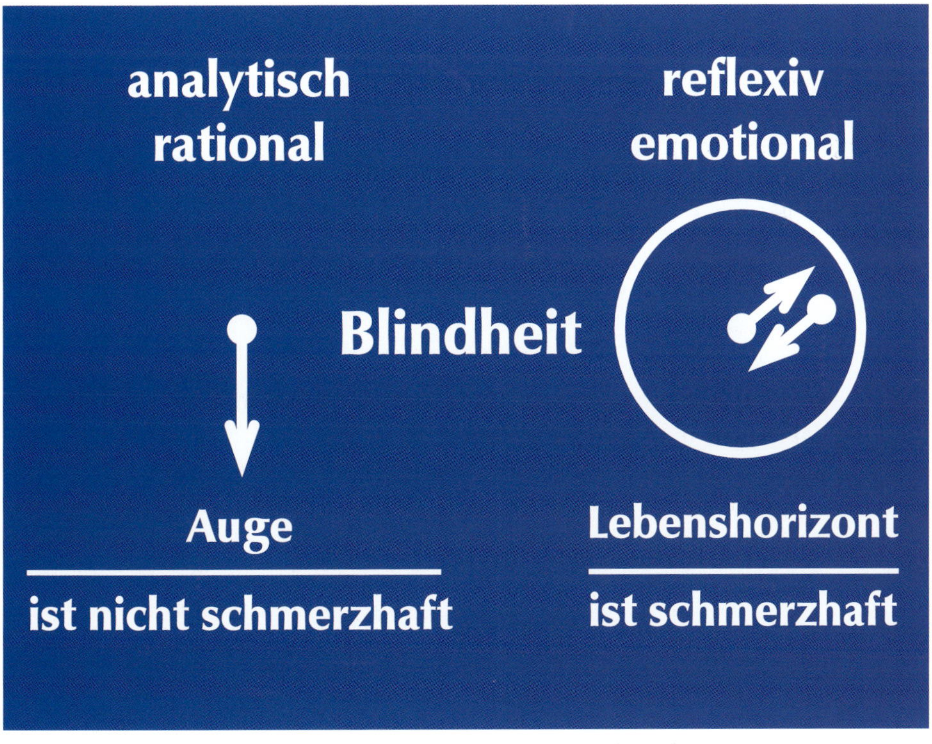

Abb. 3.13: Unterschiedliche Arten des Urteilens in der Beurteilung der Schmerzhaftigkeit der Blindheit

Beispiel: Wir beobachteten bei den einheimischen Fischern aus Cabuntog (Philippinen), dass sie die Entscheidungen ihrer persönlichen Lebensführung und Entscheidungen in Familie und Beruf reflexiv emotional treffen.

Eines Tages fuhren wir mit einem einheimischen Fischer in seinem Boot über das Meer und näherten uns einem Flusslauf, an dem ein paar hundert Meter stromaufwärts das angestrebte Dorf lag. Auf der rechten Seite des Flusslaufs befand sich eine steil ins Wasser abfallende Hügelkette; auf der linken Seite ein flaches Flussufer, das in eine Sandbank überging und sich sanft unter der Wasseroberfläche fortsetzte. Ohne Fischer zu sein und ohne die Gegend zu kennen, sagte mir mein analytisch rationaler Verstand, dass man am rechten Flussufer mit dem Boot einfahren sollte, da hier bei dem steil abfallenden Ufer die größte Flusstiefe zu erwarten sei. Der erfahrene Fischer aber ging anders vor. Er hielt geradewegs auf den Flusslauf zu und steuerte sogar das linke Flussufer an. Als der Grund durch das klare Wasser zu sehen war, kletterte er an die Spitze seines Bootes und prüfte mit einer Stange die Wassertiefe. Dann lief er hinten an das Steuer und korrigierte die Fahrt. Dies wiederholte sich so lange bis wir sicher die Anlegestelle des Dorfes erreichten.

Split-brain Forschung

linke Hirnhälfte	rechte Hirnhälfte
• verbal	• präverbal
• analytisch	• synthetisch
• logisch	• reflexiv
• rational	• emotional
• abstrakt	• konkret
• zeitlich	• räumlich
• aktiv	• passiv

Abb. 3.14: Bei Untersuchungen zur Split-brain Forschung entdeckte man, dass verschiedene Hirnhälften unterschiedliche Eigenschaften präsentieren.

Seine Steuermethode richtet sich nach dem Passungsgefüge zwischen den wahrgenommenen Sinnesdaten, der gemessenen Wassertiefe und dem Plan, das Boot nicht auf eine Sandbank zu lenken. Die Daten wurden ständig darauf reflektiert, ob sie harmonisch und wunschgerecht zusammenstimmten. Dies ist ein Beispiel für die Methode der ästhetischen Reflexion oder der sinnlichen Urteilskraft, die reflexiv emotional aufgrund reflexiver Stimmigkeit urteilt.

Aus der „Split-brain Forschung" ist bekannt, dass verschiedene Hirnleistungen unterschiedlichen Hirnhälften zugesprochen werden. So sollen die analytisch rationalen Hirnleistungen auf der linken und die reflektiv emotionalen Leistungen auf der rechten Hirnhemisphäre lokalisiert sein.

Unser Denken und Erkennen vollzieht sich in einem ständigen Wechselspiel zwischen diesen Eigenschaften der verschiedenen Hirntätigkeiten, zwischen der Wahrnehmung von Einzelheit und Vielheit, zusammenfaltender Einheit und auseinander legender Mannigfaltigkeit, zwischen logischer Entfaltung und reflexiver Vereinheitlichung und zwischen der logischen Analytik (Vernunft) und der ästhetischen Reflexion (sinnlichen Urteilskraft).

3.4

Schmerzerleben und Schmerzbegriff in verschiedenen Kulturen

Zur Erforschung der Einflussgrößen auf das Schmerzerleben in verschiedenen Kulturen führten wir in 16 verschiedenen Gruppen und Subgruppen aus neun Ländern eine Studie in Form einer Umfrageforschung (Survey) durch. Mithilfe von Fragebögen wurde die Einschätzung der Schmerzhaftigkeit bei 24 Krankheiten nach vier Schmerzstufen von nicht schmerzhaft, schmerzhaft, sehr schmerzhaft und äußerst schmerzhaft vorgenommen.

Untersucht wurden Probanden aus Kuba, Griechenland, Österreich, Brasilien und den Philippinen in Dörfern und Großstädten, sowie Schüler und Schülerinnen an Gymnasien in Deutschland, Frankreich und Australien. Die Schüler waren zwischen 14 und 18 Jahren alt. Weiterhin waren Krankenpflegeschüler und -schülerinnen in die Studie einbezogen, deren mittleres Alter bei 21,5 Jahren lag. Tabelle 3.4 zeigt die Grunddaten der Gruppen und Subgruppen.

Grunddaten der Gruppen und Subgruppen

	Land	Kultur / Stadt	mittl. Alter	n =	Mittel-wert	Untersucher
1	Kuba	Cienfuegos	42,84	51	51,57	Michael Becker
2	Griechenland	Prossilio	30,50	29	52,77	Asterios Kapsalis
3	Deutschland	Köln Gymnasium	15,67	61	53,33	Pina Kohnen
4	Frankreich	Tréguier	15,48	44	56,33	Susanne Bauer
5	Australien	Adelaide	15,08	15	57,30	Pina Kohnen
6	Australien	Australien gesamt	15,15	57	57,38	Pina Kohnen
7	Australien	Nurioopta	15,23	42	57,50	Pina Kohnen
8	Österreich	Wien	28,05	40	59,83	Norbert Kohnen
9	Deutschland	Köln Krpf. Schüler*	21,55	284	60,32	Norbert Kohnen
10	Deutschland	Köln Laien	36,44	109	62,77	Norbert Kohnen
11	Deutschland	Köln Ärzte	40,98	169	65,21	Norbert Kohnen
12	Tansania	Permaheo	29,10	51	64,27	Roland Wirtz
13	Brasilien	Bahia	32,97	34		Gregor Burghart
14	Brasilien	Boca				Uwe Siebert
15	Philippinen	Cabuntog				Norbert Kohnen
16	Philippinen	Bakun Igorot				Norbert Kohnen

*Mit freundlicher Unterstützung des Leiters der Wilhelm-Griesinger-Krankenpflegeschule Köln-Merheim, Herrn Arens

Tabelle 3.4: Anzahl der Probanden und Mittelwert aller abgegebenen Rangeinschätzungen.

Auswertung

Die Daten werden nach folgenden Kriterien interpretiert:

1. Prozentuale Verteilung des somatischen und emotionalen Anteils im Schmerzerleben
2. Mittlere Schmerzeinschätzung oder das allgemeine Schmerzniveau
3. Korrelation der Schmerzränge (Pearson-Korrelation)
4. Qualitative Auswertung der Rangstellung verschiedener Krankheiten

Prozentuale Verteilung des somatischen und emotionalen Anteils im Schmerzerleben

Der somatische und der emotionale Anteil im Schmerzerleben in den verschiedenen Kulturen wird dadurch bestimmt, dass für jede Krankheit der prozentuale Anteil der Schmerzurteile **nicht schmerzhaft,** dem prozentualen Anteil aus der Summe der Beurteilungen **schmerzhaft bis äußerst schmerzhaft** gegenübergestellt wird. Von besonderem Interesse sind dabei die Krankheiten Erblinden, Blindheit, Geistesschwäche und Taubheit, die nach der Meinung der Ärzte

Somatische und emotionale Anteile im Schmerzerleben

Land		Zahnschmerz	Schnittwunde	Augenentzündg.	Erblinden	Blindheit	Geistesschw.	Taubheit
Griechenland	s	93 %	86 %	93 %	93 %	93 %	71 %	59 %
	ns	7 %	14 %	7 %	7 %	7 %	29 %	41 %
Kuba	s	100 %	100 %	92 %	86 %	90 %	76 %	82 %
	ns	0 %	0 %	8 %	14 %	10 %	24 %	18 %
Tansania	s	53 %	92 %	76 %	100 %	75 %	92 %	98 %
	ns	47 %	8 %	24 %	0 %	25 %	8 %	2 %
Österreich	s	100 %	88 %	85 %	68 %	50 %	38 %	44 %
Wien	ns	0 %	13 %	15 %	33 %	50 %	63 %	56 %
Deutschland	s	98 %	91 %	78 %	44 %	41 %	29 %	36 %
Laien	ns	2 %	9 %	22 %	55 %	58 %	69 %	63 %
Deutschland	s	98 %	94 %	87 %	36 %	27 %	15 %	23 %
Ärzte	ns	1 %	5 %	13 %	64 %	73 %	84 %	76 %
Philippinen	s				52 %	50 %	67 %	43 %
Cabuntog	ns				48 %	50 %	33 %	57 %
Schüler								
Australien	s	96 %	86 %	95 %	71 %	54 %	61 %	63 %
gesamt	ns	4 %	14 %	5 %	29 %	46 %	39 %	37 %
Frankreich	s	89 %	79 %	91 %	74 %	66 %	67 %	71 %
Tréguier	ns	11 %	21 %	7 %	26 %	34 %	33 %	29 %
Deutschland	s	88 %	77 %	95 %	93 %	82 %	72 %	80 %
Köln	ns	10 %	21 %	5 %	7 %	18 %	28 %	20 %
Deutschland	s	96 %	87 %	88 %	74 %	60 %	58 %	62 %
Krankenpflege	ns	3 %	12 %	11 %	26 %	40 %	41 %	38 %

s = schmerzhaft, ns = nicht schmerzhaft

Tabelle 3.5: Einschätzung der Schmerzhaftigkeit einzelner Krankheiten in ihrer prozentualen Verteilung zwischen den emotionalen und somatischen Anteilen.

nicht schmerzhaft sind, nach der Ansicht vieler Probanden allerdings doch mit einem hohen Maß an Schmerzen verbunden sind.

Griechen, Kubaner und Tansanier besitzen einen hohen emotionalen Anteil im Schmerzerleben. Bei den Griechen werden Erblinden und Blindheit in 93 % als schmerzhaft eingeschätzt und zwar noch schmerzhafter als eine Augenentzündung. Dies geht aus Tabelle 3.6 hervor, die die unterschiedliche Bewertung nach Schmerzrängen wiedergibt. Deutsche Probanden (medizinische Laien) und vor allem die Ärzte beurteilen Schmerzen weit weniger emotional. Die Ärzte haben gelernt, mit Schmerzen berufsmäßig, und das heißt rational, umzugehen.

Bei den Schülern besteht ein hoher emotionaler Anteil im Schmerzerleben, der bei deutschen, französischen und australischen Schülern nahezu gleich verteilt ist. Die Krankenpflegeschüler haben im Unterschied zu den Gymnasiasten einen geringeren emotionalen Anteil im Schmerzerleben. Wir interpretieren dies als einen Ausdruck des rationalen Umgangs mit Schmerzen, der Schmerz als ein Zeichen interpretiert, das eine Gesundheitsstörung andeutet. Auf dieses Zeichen wird berufsmäßig rational geantwortet. Emotionale Äußerungen sind hierbei unerwünscht.

Emotionaler Schmerz bei Griechen

	Augenentzündung	Erblinden	Blindheit
äußerst schmerzhaft	10 %	79 %	76 %
sehr schmerzhaft	48 %	14 %	10 %
schmerzhaft	34 %	0 %	7 %
schmerzhaft gesamt	93 %	93 %	93 %
nicht schmerzhaft	7 %	7 %	7 %

Tabelle 3.6: Einschätzung der Schmerzhaftigkeit von Augenentzündung, Erblinden und Blindheit bei Griechen aus Prossilio.

Mittlere Schmerzeinschätzung oder das allgemeine Schmerzniveau

Für jede untersuchte Gruppe/Subgruppe wurde ein Mittelwert der Schmerzeinschätzung gebildet, indem alle in der Gruppe abgegebenen Schmerzeinschätzungen aller Krankheiten gemittelt wurden. Je niedriger der Mittelwert ausfällt, umso häufiger wurden in dieser Gruppe die Krankheiten in die Rangstufe **äußerst schmerzhaft** und **sehr schmerzhaft** eingruppiert. Ein hoher Mittelwert dagegen bedeutet, dass die Krankheiten häufiger als **schmerzhaft** bzw. **nicht schmerzhaft** eingeschätzt wurden.

Der Mittelwert der Schmerzeinschätzung (die „mittlere Schmerzeinschätzung") ist ein Maß für das allgemeine Schmerzniveau, ein Maß für die allgemeine Schmerzeinschätzung einer Gruppe darüber, ob sie im Vergleich zu anderen Gruppen Krankheiten im Allgemeinen für schmerzhaft oder weniger schmerzhaft bewertet.

Kubaner aus Cienfuegos, Griechen aus Prossilio und Tansanier aus Permaheo zeigen im Vergleich der Gruppen die niedrigsten Mittelwerte, sie halten die Krankheiten im Allgemeinen für schmerzhafter als Österreicher aus Wien, Deutsche aus Köln und vor allem als Ärzte aus Köln. Wir interpretieren dieses Ergebnis als Ausdruck der in den verschiedenen Gruppen herrschenden Kontrollüberzeugung: In der ersten Gruppe (Kuba, Griechen und Tansanier) als Ausdruck einer mangelnden und in der zweiten (Österreicher, Deutsche und Ärzte) als Ausdruck einer starken Kontrollüberzeugung. Die Untersucher dieser Gruppen berichteten, dass die medizinische Versorgung an den Orten der Befragung in Kuba und Griechenland nur mäßig ausgeprägt war. Die Untersuchung in Tansania fand in einer Gesundheitsstation statt, die die Kontrollüberzeugung der Probanden stärken konnte.

Schmerztoleranz verschiedener Kulturen

Rang	Nationalität	Stadt	Mittelwert
1	Kubaner	Cienfuegos	2,15
2	Griechen	Prossilio	2,20
3	Tansanier	Permaheo	2,32
4	Österreicher	Wien	2,49
5	Deutsche	Köln Laien	2,62
6	Deutsche	Köln Ärzte	2,72

Tabelle 3.7: Mittelwerte der Schmerzeinschätzungen bei den Untersuchungspruppen (ältere Probanden)

Ohne Zweifel aber besitzen Ärzte gegenüber allen anderen Gruppen das höchste Wissen zur Behandlung der schmerzhaften Krankheiten. Dieser These nach besteht also kein unmittelbarer Zusammenhang zwischen der mittleren Schmerzeinschätzung und einer kulturellen Gruppe, sondern nur ein vermittelter Zusammenhang über die praktischen und theoretischen Schmerzbewältigungsmöglichkeiten oder die Kontrollüberzeugung.

Tabelle 3.8 stellt die Mittelwerte von Schülern aus drei verschiedenen Kulturen dar. Diese Tabelle präsentieren wir getrennt von derjenigen der Erwachsenen, da das Alter als Einflussgröße auf die Schmerzeinschätzung bekannt ist.

Bei der mittleren Verteilung der Schmerzurteile hielten die deutschen Schüler aus Köln die vorgelegten Krankheiten insgesamt für schmerzhafter als französische und australische Schüler. Die Schüler in der Krankenpflege beurteilten die Krankheiten insgesamt als weniger schmerzhaft als die gleichaltrigen Schüler am Gymnasium. Bei nahezu gleicher Altersstufe spielt unserer Meinung nach wieder die Kontrollüberzeugung die entscheidende Rolle zur Schmerzeinschätzung. Die deutschen Schüler des Humboldt-Gymnasiums in Köln haben als Schüler einer Großstadt wenig praktische Erfahrung zur Selbsthilfe, ebenso die Großstadtschüler aus Adelaide. Die australischen Schüler aus Nuriootpa leben auf einzelnen weit verstreuten Weingütern in einer dünn besiedelten Gegend und lernen früh, sich selbst helfen zu können. Die Krankenpflegeschüler hatten sich z.T. schon ein praktisches und theoretisches Schmerzbewältigungswissen durch ihre Ausbildung erworben.

Nun könnte man die These aufstellen, dass niedrige oder hohe Schmerzbewertungen, ein niedriges oder hohes Schmerzniveau, in den verschiedenen Kulturen Folge der kulturell erlernten Reaktion auf Schmerzen sind. Dann allerdings müssten in einer Kultur in

Schmerztoleranz bei Schülern in verschiedenen Kulturen

Rang	Nationalität	Stadt	Mittelwert
1	Deutsche	Köln Gymnasium	2,22
2	Franzosen	Tréguier	2,35
3	Australier	Adelaide	2,39
4	Australier	Nurioopta	2,40
5	Deutsche	Köln Krankenpflege, Schüler	2,51
	Deutsche	Köln Laien	2,62

Tabelle 3.8: Mittelwerte der Schmerzeinschätzungen bei den Schülern im Vergleich zu deutschen Laien

allen Untergruppen die gleichen Mittelwerte gefunden werden. Bei den untersuchten Deutschen bestanden jedoch Unterschiede zwischen Schülern, erwachsenen Laien, Schülern und Schülerinnen in der Krankenpflege und Ärzten (Tabelle 3.8).

Das Ergebnis der vorliegenden Meinungsumfrage ist: Die Einschätzung, ob eine Gruppe oder Kultur Krankheiten für mehr oder weniger schmerzhaft hält, das Niveau der Schmerzeinschätzung, ist von der Kontrollüberzeugung stärker beeinflusst als von kulturellen und erlernten Faktoren. Das bedeutet für die Schmerzbehandlung: Die Kontrollüberzeugung zu stärken ist von entscheidendem Wert für die Beeinflussung (von emotionalen Faktoren) des Schmerzes.

Rangkorrelationen

Die Rangkorrelationen zu Schmerzeinschätzungen zwischen den Untersuchungsgruppen werden so bestimmt, dass Rangreihen der Krankheiten nach ihrer eingeschätzten Schmerzhaftigkeit von der am meisten schmerzhaften bis zu der am wenigsten schmerzhaften Erkrankung erstellt werden. Die Rangkorrelationen nach Pearson sind Maßzahlen darüber, wie hoch die Übereinstimmung der Rangordnungen zwischen den Kulturen und Gruppen ist. Ein Korrelationsquotient von 1 bedeutet völlige Übereinstimmung, ein Korrelationsquotient von 0 keine Übereinstimmung.

Die Rangordnung zur Schmerzhaftigkeit von Krankheiten ist abhängig von der physiologischen und somatischen Erfahrung bei den verschiedenen Krankheiten, die weltweit gleich sind. Unterschiede der Rang-

Schmerzbehandlung in verschiedenen Kulturen

Rang	Nationalität	Stadt	Mittelwert
1	Kubaner	Cienfuegos	2,15
2	Griechen	Prossilio	2,20
3	Deutsche	Köln Gymnasium	2,22
4	Tansanier	Permaheo	2,32
5	Franzosen	Tréguier Schüler	2,35
6	Australier	Adelaide Schüler	2,39
7	Australier	Nurioopta Schüler	2,40
8	Österreicher	Wien	2,49
9	Deutsche	Köln Krankenpflege, Schüler	2,51
10	Deutsche	Köln Laien	2,62
11	Deutsche	Köln Ärzte	2,72

Tabelle 3.9: Mittelwerte aller Schmerzeinschätzungen bei den verschiedenen ethnischen Untersuchungsgruppen und kulturellen Subgruppen (Schüler)

Rangkorrelationen der Schmerzeinschätzung

	D Sch Köln	FR Sch Tréguier	AUS Sch gesamt	AUS Sch Adelaide	AUS Sch Nuriootpa	D Laien	D Ärzte	CU Cienfu.
D Sch Köln	1							
FR Sch Tréguier	0,76	1						
AUS Sch gesamt	0,77	0,73	1					
AUS Sch Adelaide	0,70	0,74	0,95	1				
AUS Sch Nuriootpa	0,79	0,72	0,98	0,90	1			
D Laien	0,59	0,47	0,80	0,62	0,81	1		
D Ärzte	0,41	0,35	0,69	0,62	0,68	0,93	1	
CU Cienfuegos	0,67	0,52	0,54	0,47	0,58	0,73	0,59	1
GR Prossilio	0,70	0,63	0,53	0,45	0,53	0,43	0,24	0,61
D Krpf. Schüler	0,80	0,63	0,80	0,71	0,82	0,90	0,78	0,85
AU Wien	0,63	0,49	0,81	0,74	0,81	0,97	0,90	0,73
BRA Bahia	0,77	0,56	0,59	0,45	0,64	0,43	0,25	0,62
PHI Cabuntog	0,29	0,25	0,49	0,49	0,52	0,35	0,27	0,34
PHI Igorot	0,10	-0,08	0,26	0,19	0,29	0,39	0,41	0,32
BRA Boca	0,32	0,23	0,52	0,46	0,54	0,72	0,70	0,60
TANSA Permaheo	0,25	0,29	0,60	0,60	0,59	0,75	0,80	0,48

	GR Prossilio	D Krpf. Schüler	AU Wien	BRA Bahia	PHI Cabunt.	PHI Igorot	BRA Boca	TANSA Permah.
GR Prossilio	1							
D Krpf. Schüler	0,63	1						
AU Wien	0,44	0,91	1					
BRA Bahia	0,83	0,65	0,42	1				
PHI Cabuntog	0,29	0,39	0,34	0,33	1			
PHI Igorot	-0,10	0,32	0,44	-0,04	0,42	1		
BRA Boca	0,23	0,67	0,73	0,26	0,24	0,34	1	
TANSA Permaheo	0,20	0,59	0,77	0,12	0,44	0,57	0,58	1

D Sch = Deutschland, Schüler
Fr Sch = Frankreich, Schüler
Aus Sch = Australien, Schüler
D Laien = Deutschland, Laien
D Ärzte = Deutschland, Ärzte
CU = Kubaner

GR = Griechen
D Krpf = Deutschland, Krankenpflegeschüler
AU = Österreicher
BRA = Brasilianer
PHI = Philippinos
TANSA = Tansanier

Tabelle 3.10: Rangkorrelationen der Schmerzeinschätzungen von 24 Krankheiten zwischen den Untersuchungsgruppen ordnung zur Schmerzhaftigkeit zwischen den verschiedenen Kulturen sind abhängig von den Werten und Normen sowie von allgemein gültigen Einschätzungen der Gesellschaft zu diesen Krankheiten. Eine Übereinstimmung der Korrelation der Schmerzränge zeigt, dass eine kulturelle Verbundenheit zwischen den verschiedenen Kulturen in Bezug auf das Schmerzerleben besteht.

Deutsche Schüler aus Köln zeigen im Schmerzprofil der vorgegebenen Krankheiten die größten Ähnlichkeiten mit deutschen Krankenpflegeschülern und -schülerinnen, der Bevölkerung aus Griechenland und Brasilien Bahia. Unter den Schülern besteht die größte Korrelation mit den australischen Schülern aus Nuriootpa. Nuriootpa ist mit 3000 Einwohnern ein kleinerer Ort, der

Rangordnung nach Schmerz

Ärzte Deutschland	Laien Deutschland	Österreicher (Wien)
Herzinfarkt	Herzinfarkt	Geburt
Nierenstein	Verbrennung	Verbrennung
Verbrennung	Zahnschmerz	Zahnschmerz
Zahnschmerz	Nierenstein	Herzinfarkt
Knochenbruch	Geburt	Nierenstein
Geburt	Rheuma	Rheuma
Rheuma	Ohrenentzündung	Knochenbruch
Ohrenentzündung	Knochenbruch	Ohrenentzündung
Kopfschmerz	Kopfschmerz	Hundebiss
Hundebiss	Hundebiss	Kopfschmerz
Magenschmerz	Schlaganfall	Sucht
Augenentzündung	Magenschmerz	Tuberkulose
Halsschmerz	Sucht	Schlaganfall
Schnittwunde	Tuberkulose	Magenschmerz
Sucht	Halsschmerz	Erblinden
Schlaganfall	Schnittwunde	Schnittwunde
Grippe	Erblinden	Halsschmerz
Erblinden	Augenentzündung	Augenentzündung
Tuberkulose	Blindheit	Grippe
Blindheit	Taubheit	Blindheit
Durchfall	Grippe	Taubheit
Taubheit	Geistesschwäche	Kropf
Geistesschwäche	Kropf	Geistesschwäche
Kropf	Durchfall	Durchfall

Tabelle 3.11: Rangordnung nach Schmerz von 24 verschiedenen Krankheiten bei deutschen Ärzten und Laien aus Köln und bei Österreichern aus Wien

im Barossa Valley liegt und 76 km von Adelaide entfernt ist. Der Name stammt von einem Aboriginalwort ab, das **Treffpunkt** heißt. Nuriootpa ist ein Zentrum des Weinanbaus. Hier werden die weltweit bekannten Weine des Barossa Valleys produziert. Die Bevölkerung hat einen hohen deutschstämmigen Anteil. Die hohe Übereinstimmung der Beurteilung zur Schmerzhaftigkeit von Krankheiten zwischen deutschen Schülern aus Köln und Schülern aus Nuriootpa interpretieren wir als kulturelle Verbundenheit.

Die französischen Schüler aus dem kleinen Dorf Tréguier in der Bretagne zeigen mit den australischen Schülern aus Adelaide die höchsten Korrelationen in der Schmerzeinschätzung. Die Bewohner Adelaides sind britischer Abstammung. Diesen Korrelationen zufolge sind die Schmerzprofile nach Rangreihen der Schmerzeinschätzungen stärker von der kulturellen Abstammung geprägt als von dem Unterschied, ob man einer ländlichen oder städtischen Bevölkerung angehört.

Rangordnung nach Schmerz

Griechen	Kubaner	Igorot
Sucht	Geburt	Hundebiss
Erblinden	Zahnschmerz	Kopfschmerz
Herzinfarkt	Verbrennung	Tuberkulose
Schlaganfall	Herzinfarkt	(Geburt)
Blindheit	Blindheit	Knochenbruch
Tuberkulose	Knochenbruch	Magenschmerz
Geburt	Erblinden	Zahnschmerz
Nierenstein	Rheuma	Rheuma
Zahnschmerz	Nierenstein	Verbrennung
Verbrennung	Schlaganfall	Schittwunde
Rheuma	Ohrenentzündung	Herzinfarkt
Magenschmerz	Tuberkulose	Durchfall
Knochenbruch	Magenschmerz	Geistesschwäche
Geistesschwäche	Kopfschmerz	Erblinden
Augenentzündung	Hundebiss	Augenentzündung
Kopfschmerz	Geistesschwäche	Halsschmerz
Kropf	Taubheit	Ohrenentzündung
Ohrenentzündung	Kropf	Grippe
Schnittwunde	Schnittwunde	Kropf
Taubheit	Halsschmerz	Nierenstein
Halsschmerz	Augenentzündung	Blindheit
Hundebiss	Sucht	Taubheit
Durchfall	Grippe	Schlaganfall
Grippe	Durchfall	Sucht

Tabelle 3.12: Rangordnung nach Schmerz bei Griechen aus Prossilio, Kubanern aus Cienfuegos und Philippinos (Igorot) aus Bakun

Qualitative Auswertung: Rangstellung verschiedener Krankheiten

In den verschiedenen Kulturen und Gruppen wurden Krankheiten nach ihrer Schmerzhaftigkeit eingeschätzt und daraus Rangordnungen gebildet. Bei der qualitativen Auswertung der Rangordnung werden die Einflussgrößen dargestellt, die zu den unterschiedlichen Schmerzeinschätzungen in den verschiedenen Gruppen geführt haben.

In einer aufgeklärten und individual orientierten Gesellschaft gibt es nur geringe Unterschiede in der Rangordnung nach der Schmerzhaftigkeit von Krankheiten.

Die Griechen halten die Sucht und im Unterschied zu den deutschen Gruppen auch Erblinden und Blindheit für sehr

Rangordnung nach Schmerz

Cabuntog	Boca	Tansania
Tuberkulose	Verbrennung	Knochenbruch
Nierenstein	Ohrenentzündung	Magenschmerz
Schlaganfall	Zahnschmerz	Zahnschmerz
Geburt	Geburt	Geburt
Knochenbruch	Knochenbruch	Verbrennung
Hundebiss	Nierenstein	Nierenstein
Magenschmerz	Schlaganfall	Rheuma
Zahnschmerz	Rheuma	Tuberkulose
Herzinfarkt	Schnittwunde	Herzinfarkt
Halsschmerz	Magenschmerz	Ohrenentzündung
Geistesschwäche	Hundebiss	Kopfschmerz
Durchfall	Erblinden	Halsschmerz
Rheuma	Kopfschmerz	Sucht
Kropf	Augenentzündung	Augenentzündung
Schnittwunde	Geistesschwäche	Hundebiss
Kopfschmerz	Halsschmerz	Durchfall
Blindheit	Sucht	Schnittwunde
Sucht	Blindheit	Grippe
Erblinden	Tuberkulose	Kropf
Verbrennung	Herzinfarkt	Blindheit
Augenentzündung	Durchfall	Schlaganfall
Taubheit	Grippe	Geistesschwäche
Ohrenentzündung	Taubheit	Erblinden
Grippe	Kropf	Taubheit

Tabelle 3.13: Rangordnung nach Schmerz bei Philippinos aus Cabuntog, Brasilianern aus Boca do Acré und Tansaniern aus Permaheo

schmerzhaft (Rang 1 bis 5). Die Kubaner halten die Geburt und Zahnschmerz für die schmerzhaftesten Krankheiten. Auf Rang 5 und 7 folgen Blindheit und Erblinden. In beiden Kulturen herrscht ein starker emotionaler Schmerzbegriff. Die Igorot, Bergstämme aus dem Norden der Philippinen (vgl. Kap. 5.3.2), halten den Hundebiss und Kopfschmerzen für sehr schmerzhaft. Diese Untersuchung wurde vor etwa 20 Jahren durchgeführt, als die medizinische Versorgung in der Cordillera Central, dem Bergmassiv von Nordluzon, äußerst dürftig war. Schmerzmedikamente waren damals noch nicht in jedem Haushalt vorhanden. So konnten ein Hundebiss oder Zahnschmerzen zu einem ernsthaften und sehr schmerzhaften Erlebnis führen.

Bei den philippinischen Fischern aus Cabuntog steht der Schlaganfall auf Rang 3 der schmerzhaften Krankheiten. Bei den brasilianischen Jägern und Sammlern aus Boca do Acré auf Rang 7 und bei den tansanaischen Bewohnern aus Permaheo auf Rang 21 der schmerzhaften Krankheiten. Die Verbrennung steht bei den philippinischen Fischern auf Rang 20, bei den Jägern und Sammlern aus Boca do Acré auf Rang 1 und bei der tansanaischen Bevölkerung auf Rang 5. Diese Ergebnisse zeigen, dass verschiedene Lebensgewohnheiten und verschiedene Tätigkeiten unterschiedliche Erfahrungen und folglich Schmerzeinschätzungen nach sich ziehen. In diesen drei Gruppen ist ein Vergleich der Schmerzeinschätzung aufgrund dieser verschiedenen Erfahrungen nur noch eingeschränkt möglich.

Schmerzen bewältigen

Schmerzbewältigungsstrategien

Zu allen Zeiten und in allen Kulturen haben Menschen Strategien entwickelt, um die allgemeinen und besonderen Lebenssituationen zu bewältigen und ihre basalen Bedürfnisse unter ihren spezifischen Lebensbedingungen zu erfüllen. Diese Strategien, Lebensentwürfe und Handlungstaktiken nennen wir die Lebensbewältigungsstrategien. Schmerz und Krankheit sind nur besondere Fälle der allgemeinen Lebenssituation und aufgrund des basalen Bedürfnisses nach Wohlbefinden und Gesundheit sind entsprechende Schmerz- und Krankheitsbewältigungsstrategien nur besondere Bewältigungsstrategien von besonderen Bedürfnissen.

Einen Sachverhalt oder eine Situation bewältigen heißt, Gewalt über sie erlangen, wozu gehandelt oder behandelt werden muss. Vor aller Handlung steht die Erklärung des zu behandelnden Phänomens, damit mittels eines Erklärungskonzeptes ein Behandlungskonzept erwachsen kann. In der Kulturgeschichte sind die Mythen und Legenden die ersten Erklärungsmodelle, die die natürlichen und gesellschaftlichen Erscheinungen, die den Menschen umgeben, in eine handhabbare Ordnung bringen. Sie sind zugleich die ersten wirksamen Behandlungen. Nicht erklärbare Naturereignisse, nicht geordnete Verhältnisse stellen eine Gefahr dar, vor der sich die Menschen fürchten. Eine wenn auch irgendwie geartete Erklärung stellt diejenige Ordnung her, die Angst reduzieren, die Behandlungskompetenz stärken und den emotionalen Aspekt des Wohlbefindens wesentlich verbessern kann. STEVENSON (1905) berichtet von den ZUÑI in Neu-Mexiko, die nach einem beunruhigenden gesellschaftlichen Ereignis lieber eine offensichtlich unwahre Erklärung akzeptierten als sich der Wahrheit zu stellen. Ein zwölfjähriges Mädchen hatte, unmittelbar nachdem ein Jüngling ihre Hände ergriffen hatte, einen Nervenschock bekommen; der Jüngling wurde der Hexerei beschuldigt und vor den Gerichtshof der Priester gebracht. Der unschuldige Junge leugnete eine Stunde lang vergeblich, irgendwelche okkulten Kenntnisse zu besitzen. Dann aber erfand er eine plausible Geschichte, wie er zum Zauberer wurde und reicherte diese mit einer großen Zahl an Einzelheiten an. Nun waren seine Zuhörer beruhigt und willigten in seine Freilassung ein. LÉVY-STRAUSS (1981 p. 191) interpretiert dieses Verhalten damit, dass in der Gruppe nur die Wahl zwischen einem magischen und gar keinem System, das heißt der restlosen Unordnung, bestanden habe und man deshalb eine wenn auch magische Erklärung der Unordnung vorgezogen habe. Die Wahrheit wollte die Gruppe wohl deshalb nicht erfahren, weil man in diesem Fall noch in der Ungewissheit und Unordnung aushalten musste, bis letztlich der wahre Sachverhalt aufgeklärt worden wäre. Irgendeine Erklärung war beruhigender als keine Erklärung.

Anfangs gilt der Schmerz als ein wesenhaft unveränderliches Erbübel der gefallenen Schöpfung. Er wird als Plage des Teufels, als Zeichen der Macht des Bösen, als Folge von Sünde und Schuld, als Strafe gedeutet. Mit diesem Erklärungsmodell kann Schmerz nur ertragen, bewältigt, bearbeitet, bestenfalls gemildert, beschwichtigt, gelindert, aber nicht grundsätzlich bekämpft werden. An der Existenz des Schmerzes ist nichts zu ändern. Die Strafe, lat. **Poena,** nimmt im Angelsächsischen und Deutschen als **Pain** und **Pein** einfachhin die Bedeutung **Schmerz** an.

Zu diesem so als Grundübel charakterisierten Schmerz kann der Mensch nur bestimmte Haltungen einnehmen: er kann ihm trotzen, wie der Held; er kann ihn zu leugnen versuchen, wie der Stoiker; er kann als Christ in ihm das Zuchtmittel eines liebenden Vaters sehen, sich ihm willig unterwerfen, sich ihm auch „aufopfern"; der Mensch kann den Schmerz in der einen oder anderen Form dulden und ertragen, aber er kann ihn nicht beseitigen oder ausschalten. Alle diese auch heute noch wirksamen Formen des Versuches der Schmerzüberwindung sind in dem jahrtausendelangen Umgang mit der unveränderlichen Wirklichkeit des Schmerzes ausgebildet worden. Dabei haben sich in verschiedenen Kulturen unterschiedliche Verhaltensstrategien bewährt. In der Neuzeit werden diese traditionellen Schmerzbewältigungsstrategien durch die universal wirksame rationale und naturwissenschaftlich begründete Schmerzbeseitigung erweitert.

Je nach Kultur werden bei Schmerzen unterschiedliche Verhaltensweisen beobachtet. Die bekanntesten sechs Schmerzbewältigungsstrategien sind: die **religiöse** (jüdische), die **willentliche** (irische), die **familiäre** (italienische), die **rationale** (nordamerikanische), die **fatalistische** (philippinische), die **buddhistische** (burmesische).

Schmerzbewältigungsstrategien sind gekennzeichnet durch eine strategische **Leitüberzeugung,** die **Kontrollüberzeugung,** eine strategische **Verhaltensweise**, das subjektive **Verhalten** zum Schmerz und eine strategische **Handlungsanweisung**.

Religiöse Schmerzbewältigung (Juden)

Der religiöse Jude ist überzeugt, dass nur Gott bei der Lebens- und Schmerzbewältigung wirklich hilft **(Leitüberzeugung)**. Was geschah mit dem armen Hiob im Alten Testament? Gott sandte ihm Schmerzen und Krankheit, um ihn zu prüfen, ob er standhaft im Glauben sei. Was wollte Gott ihm damit sagen? Es war für den Gläubigen die einmalige Chance, sein Leben nach Prüfung zu ändern und andere Wege zu gehen. Krankheit und Schmerzen können Zeichen Gottes sein, einen heilvolleren Lebensweg einzuschlagen. Man verhält sich zum Schmerz so, dass er ertragen und erduldet werden muss, damit das Zeichen und die Botschaft Gottes erkannt werden **(Verhalten beim Schmerz)**. Er ist lästig und er wird (auch laut) geäußert, weswegen Wehklagen durchaus erlaubt ist, aber er sollte deshalb nicht durch Medikamente beseitigt oder völlig unterdrückt werden. So hat man beobachtet, dass die Schmerztabletten bei gläubigen Juden oftmals ohne eingenommen zu werden vom Nachttisch des Krankenbetts verschwanden (ZBOROWSKI 1952). Schmerzen enthalten einen besonderen Sinn, der zum Nachdenken über das eigene Leben anregt **(Handlungsanweisung)**. Libyer und Syrer bestätigten mir, dass auch die gläubigen Moslems Schmerz und Krankheit als Zeichen ihres Gottes deuten.

Willentliche Schmerzbewältigung (Iren)

Die strategische **Leitüberzeugung** der willentlichen Schmerzbewältigung ist: Ich werde den Schmerz nicht zulassen und falls er auftritt, ihn unterdrücken. Folglich werde ich mich in die Einsamkeit zurückziehen und den Schmerz ertragen. Die **Kontrollüberzeugung** lautet: Ich alleine werde mit meinem Willen den Schmerz bewältigen. Zunehmende Selbstkontrolle (Kompetenzvertrauen, **self-efficacy** - BANDURA 1978) und das Erleben von Vorhersagbarkeit und Kontrollierbarkeit sind als effiziente Schmerzregulationsstrategien bekannt. Eine Irin erklärte diese **Verhaltensweise** damit, dass es unter den Iren „unfein sei, Schmerzen zu äußern". Diese Art der Schmerzbewältigungsstrategie zeugt von einer starken Selbstbeherrschung und dem Einfluss der Werte und Normen, die in einer Gesellschaft vermittelt und erlernt werden können. Das irische Schmerzverhalten ist außerdem von der religiösen Überzeugung beeinflusst, dass Gott mit Schmerzen straft. Weil man in der Öffentlichkeit nicht als von Gott Gestrafter erscheinen will, zieht man sich zurück.

Familiäre Schmerzbewältigung (Italiener)

Die traditionelle Form der Lebensbewältigung bei Italienern ländlicher Herkunft lautet: Schwierige Lebenssituationen werden durch Unterstützung der Familie bewältigt. Bei Krankheit und Schmerzen wenden sich traditionell lebende Italiener deshalb an die

Familie. Sie sind überzeugt, dass die Familie bei der Lebens- und Schmerzbewältigung durch familiäre Unterstützung und soziale Zuwendung hilft. Nun kann nur demjenigen geholfen werden, der seine Hilfsbedürftigkeit (deutlich) äußert. Das Verhältnis zu Schmerzen ist also dadurch gekennzeichnet, dass Schmerzen zugelassen werden und ihr Erleben deutlich gegenüber anderen geäußert wird. Die **Handlungsanweisung** beim Erleben von Schmerzen lautet: die Notwendigkeit oder den Wunsch nach sozialer Zuwendung anderen deutlich präsentieren. Im Mittelmeerraum, bei christlichen wie auch bei den moslemischen Gruppen ist diese Schmerzbewältigungsstrategie weit verbreitet.

Rationale Schmerzbewältigung (Nordamerikaner und Nordeuropäer)

Untersuchungen wurden von ZBOROWSKI 1952 an Nordamerikanern, die Protestanten britischer Abstammung waren, durchgeführt. Die **Kontrollüberzeugung** lautet: Wenn ich meine Schmerzen so präzise wie möglich beobachte und dem Arzt beschreibe, dann kann er am sichersten die Lokalisation der Gesundheitsstörung herausfinden, die Krankheit diagnostizieren und eine ursächliche Therapie einleiten. Ich bin überzeugt, dass Schmerzen technisch und fachlich bewältigt werden sollen. Dies setzt ein bestimmtes **Verhalten** gegenüber den Schmerzen voraus: ich werde sie nüchtern ohne emotionale Beteiligung objektiv beobachten und schildern. Sofortiges Handeln und Einholen einer fachlichen Beratung sind angesagt.

Fatalistische Schmerzbewältigung (Philippinos)

Bei traditionell lebenden Philippinos ist die **Kontrollüberzeugung** so gering, dass sie davon überzeugt sind, dass nur Gott ihnen wirklich helfen und Krankheit oder Schmerzen wahrhaft beseitigen kann. Sie verhalten sich duldend gegenüber den Schmerzen und beklagen ihr Schicksal. Natürlich ist auch bei traditionell lebenden Philippinos eine symptomatische Behandlung von Schmerzen mit Schmerzmittel bekannt und wird im Rahmen ihrer finanziellen Mittel genutzt, allerdings die eigene Initiative zu ergreifen, eine Diagnostik zur ursächlichen Behandlung des Schmerzes einzuleiten, ist äußerst gering. In den abgelegenen Gebieten konnten wir noch magische Behandlungsformen beobachten. Sie sind hervorragend geeignet das Krankheits- und Schmerzerleben (den emotionalen Aspekt) zu beeinflussen, während sie keine körperliche Änderung herbeiführen (KOHNEN 1986a, 1992) (siehe Kap. 5.3 Fallbeispiel 2).

Buddhistische Schmerzbewältigung (Burmesen)

Bei Untersuchungen des Körper- und Krankheitserlebens von Burmesen, die nach Deutschland emigrierten (REICHWALD 2003), zeigte sich eine weitere religiös geprägte Einstellung zu Schmerzen. Gläubige Buddhisten sind davon überzeugt, dass Schmerzen und Krankheiten in diesem Leben ihr **Karma** verbessern können. **Karma,** das ist in diesem Sinne die Summation guter und schlechter Taten, die im nächsten Leben schicksalsbestimmend sind. Leben beinhaltet Leiden. Schmerz und Leiden können **kontrolliert** werden, indem man sie negiert und als weltliches Nichts erkennt. Die Handlungsanweisung lautet: Dulde und ertrage den Schmerz, so erwirbst du Vorteile für das folgende Leben.

Unverträglichkeit verschiedener Schmerzbewältigungsstrategien

Durch Arbeitsmigration und Kulturwandel kann es innerhalb einer Familie zu uneinheitlichen Schmerzbewältigungsstrategien kommen. So ist es nicht selten, dass traditionell erzogene Eltern andere Schmerzbewältigungsstrategien als ihre in Deutschland aufgewachsenen Kinder besitzen. Die Lebensbewältigungsstrategien der Kinder sind durch ihre gesellschaftlichen Kontakte, die Medien und das Wissen, das in der Schule vermittelt wird, bestimmt.

Eine 51-jährige türkische Reinigungsfrau stellte sich bei mir vor und trug mir mit klagsamer Miene ihre Schmerzen vor. Sie erstreckten sich vom Kopf über den Brustkorb und Rücken, über den Bauch und vor allem die Oberschenkel, über die Waden in beide Füße. In der Anamnese, die ich in diesem Fall um einige ethnomedizinische Aspekte erweiterte, gab sie an, dass sie in Anatolien geboren sei und mit ihrem Mann vor 32 Jahren nach Deutschland kam.
Beide waren in der traditionellen Weise erzogen und besaßen eine familiäre Schmerzbewältigungsstrategie. Ihre Kinder wurden in Deutschland geboren und gingen hier zur Schule. Sie besaßen eine rationale Schmerzbewältigungsstrategie. Als sich bei der Patientin im Alter ein Schmerzsyndrom einstellte, wandte sie sich an ihre Familie, um Trost und Unterstützung zu finden. Ihr Ehemann stand ihr aber hierfür kaum zur Verfügung. Er war berufstätig und pflegte seine gesellschaftlichen Kontakte im Café. So wandte sie sich an ihre Kinder. Die jedoch meinten „Mutter, wenn du Schmerzen hast, dann geh zum Arzt, aber verschone uns mit deinen Klagen“. Die Kinder waren überzeugt, dass nur diese Handlungsweise das Beste für ihre Mutter sei. Der Arzt untersuchte die Patientin gewissenhaft, erkannte aber nicht, was die Patientin aufgrund ihrer Schmerzbewältigungsstrategien eigentlich suchte. Erst als die ebenfalls traditionell aufgewachsene Schwester der Patientin aus der Türkei zu Besuch nach Deutschland kam, besserten sich die Schmerzen, weil sie nun die ihr adäquaten Lebensbewältigungsstrategien wieder leben und erleben konnte.

In der ärztlichen Praxis ist ein weiterer Aspekt bei der Schmerzbeurteilung ausländischer Patienten wichtig: Sie äußern Schmerzen nicht nur auf dem Hintergrund ihrer erlernten Schmerzbewältigungsstrategien, sie gebrauchen den Begriff bei mangelnder Sprachkenntnis auch als Synonym für Krankheit.

So konnte OTS (1988) bei der Untersuchung von türkischen Patienten in Hamburg nachweisen, dass der Schmerz gleichbedeutend wie der Begriff Krankheit gebraucht wurde.

5

Schmerzen behandeln

Krankheit und Schmerz zu vermeiden, Gesundheit wiederzuerlangen und zu erhalten dies gehört zu den allgemeinen Grundbedürfnissen des Menschen (Basic Needs nach MALINOWSKI 1975 p. 45-172, p. 110). So sind zu allen Zeiten und in allen Kulturen Lebensbewältigungsstrategien ersonnen, gelehrt und praktiziert worden, um diese Basisbedürfnisse zu erfüllen. Im Rahmen dieser theoretischen und praktischen Lebensbewältigungsstrategien setzt der Mensch seinen analytischen Verstand ein, um die Ursache einer Störung zu ergründen und seine reflexive Vernunft, um im Entwurf eines Systems einheitliche synthetische Regeln zu entwerfen, die ihn bei strenger Befolgung in die Lage versetzen sollen, wieder die Kontrolle über den Lebenslauf zu erlangen.

Zum menschlichen Grundbedürfnis gehört es, die Schmerzhaftigkeit des Schmerzerlebens zu besiegen, aber auch und gerade in traditionellen Kulturen, die Schmerzlichkeit des Schmerzerlebens zu lindern. In vielen nicht industrialisierten und traditionell lebenden Gesellschaften reicht eine abendländisch wissenschaftliche Krankheitsbehandlung rein nach kausalen Gesichtspunkten deshalb nicht aus, weil die Krankheit das gesellschaftliche und familiäre Gleichgewicht stört. Zwar ist die westliche Medizin in hervorragender Weise in der Lage, den Körper zu heilen, der Kranke empfindet und erlebt aber keine Gesundung solange die Verletzung der Götter und die Störung der Familie und Gesellschaft nicht ausgeglichen sind.

So ist es in manchen afrikanischen Gesellschaften üblich, nach einem Krankenhausaufenthalt den traditionellen Heiler aufzusuchen, der mit seinen Behandlungsmethoden das soziale und familiäre Gleichgewicht wiederherzustellen vermag. Die Igorot (Philippinen) opfern bei schwereren Krankheiten den Göttern, Geistern und Ahnen und harmonisieren dadurch ihr Verhältnis zu den transzendenten Mächten und entledigen sich der wiederkehrenden Fragen nach dem Selbstverschulden an ihrer Krankheit (5.3.1, Fallbeispiel 2). Die Cabuntoguenõs besuchen in mehr als der Hälfte der Fälle die westlich ausgerichtete Health Station **und** den traditionellen Heiler, weil oft nur der Heiler eine verständliche Krankheitserklärung geben und die verletzten transzendenten Wesen beruhigen und Störungen des familiären und gesellschaftlichen Umfeldes beheben kann (KOHNEN 1992 p. 246-262).

Die traditionellen Methoden, durch Kälte- und Wärmeanwendung, durch Stimulation und Ablenkung den körperlichen Schmerz auch ohne Medikamente zu lindern, können heutzutage wissenschaftlich erklärt werden (Kapitel 5.1). Das darüber hinausgehende Grundbedürfnis, dem Schmerz die Schmerzlichkeit zu nehmen, entsteht aus dem tiefgründigen Verlangen des Menschen, die ihn umgebende Wirklichkeit bewältigen zu müssen und bewältigen zu wollen. Hierzu werden die Ereignisse des Lebens in einen Erklärungszusammenhang gestellt und Handlungskonzepte entworfen. Bevor allerdings eines der geplanten Handlungskonzepte ausgewählt und umgesetzt wird, reflektiert und bewertet der Handelnde, ob ihm die geplante Aktion nutzen oder schaden wird. In dieser Bewertung werden Sinn und Zweck der Ereignisse und des Handelns reflektiert. Offenbart diese Reflexion Sinnlosigkeit oder eingeschränkte Handlungsfähigkeit oder Hilflosigkeit des Handelnden, dann ist diese Reflexion schmerzlich (Kapitel 5.2).

Die Menschen in einer industrialisierten Gesellschaft, in der wirksame Schmerzmittel leicht zu beschaffen sind, reflektieren weit weniger ihr Krankheitsverhalten als Mitglieder einer nicht industrialisierten Kultur. Jene sind sich sicher, dass mit Einnahme der Schmerzmedikamente alles, was mit dem Schmerzproblem verbunden ist, beseitigt wird. Und dies trifft in der Tat zu. Bei einer Vielzahl unserer chronischen Schmerzpatienten allerdings versagt die bloße Medikamentengabe. Es finden sich anhaltende Störungen im Schmerzerleben. Seelische Verletzungen in der Kindheit, posttraumatische Erlebensstörungen (PTPS), mangelnde familiäre oder gesellschaftliche Anerkennung, Mobbing und Bossing am Arbeitsplatz, Asyl und Migration und kulturelle Entwurzelung sind Ursachen für Krankheitsbilder, in denen auch in unserer Gesellschaft Sorge, Ratlosigkeit, Hilflosigkeit und Angst offenbar wird und die Schmerzlichkeit des Schmerzerlebens im Vordergrund steht.

5.1

Dem Schmerz die Schmerzhaftigkeit nehmen

Traditionelle Schmerzbehandlung der Deutschen

Die in Deutschland im 19. Jahrhundert als traditionelle Medizin bekannten und im Alltag angewandten Schmerzbehandlungsmethoden werden von WILHELM BUSCH (1832 - 1908) dargestellt und illustriert. In seinen Schilderungen wird diese Hausmedizin zwar spöttisch kritisiert, andererseits entwickelten sich aus diesen alten Anwendungen Heilverfahren, die in anderer Form als Schmerzmodulation durch Kälte, Wärme und (elektrische) Stimulationsverfahren noch in der modernen Medizin durchgeführt werden (SCHÄFER 2001 p. 26-28).

Hausmittel	Wirkprinzip
Schnaps	alkoholisch, chemische Betäubung
Rauch	Oberflächenbetäubung
Kaltes Wasser	Kälte
Wärme	Wärme
Pflaster	Zugsalbe
Schlagen	Ablenkung
Schwitzen	Wärme
Rückzug	Ruhe
Arzt	rationale Bewältigungsmethode

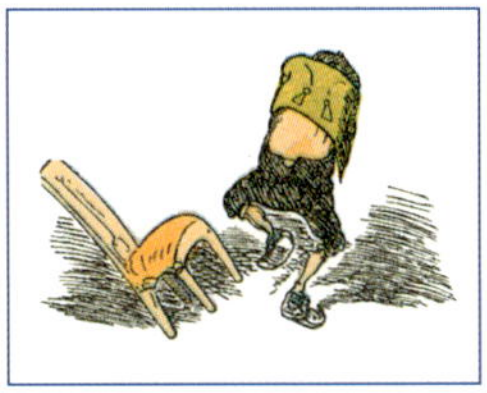

Um seine Ruhe ist's getan; Er biß sich auf den hohlen Zahn.

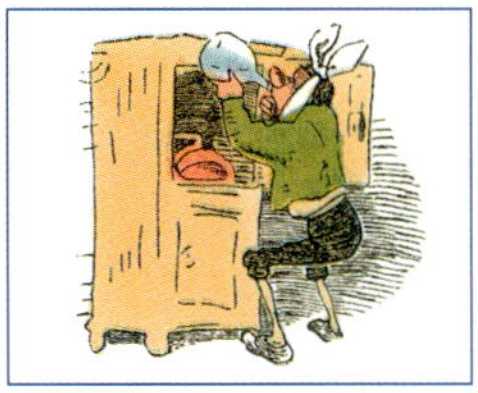

Allein schon treiben ihn die Nöten; Mit Schnaps des Zahnes Nerv zu töten.

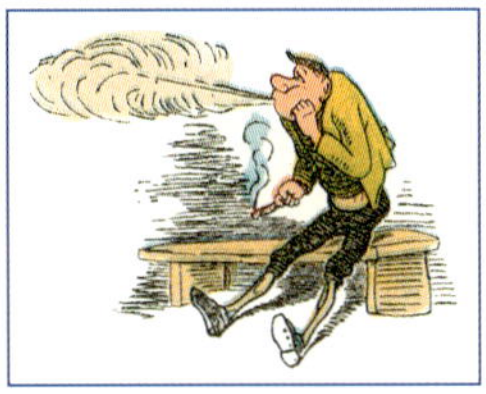

Nun sagt man zwar: Es hilft der Rauch! Und Friedrich Kracke tut es auch;

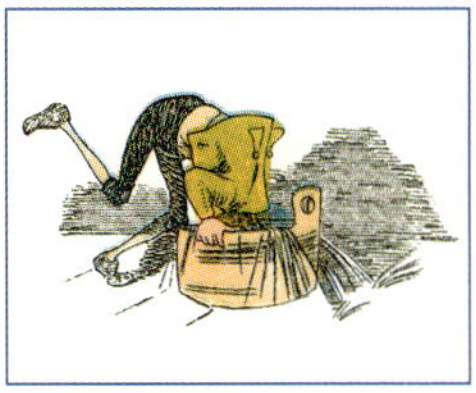

Er taucht den Kopf mitsamt dem Übel in einen kalten Wasserkübel.

Kälte

Hitze- und Kältebehandlungen werden in der modernen Schmerztherapie häufig erfolgreich als unterstützende physikalische Maßnahmen zur Linderung von Schmerzen des Bewegungsapparates eingesetzt. Als zu Grunde liegende Mechanismen müssen lokale von weiter entfernt sich ereignenden Vorgängen unterschieden werden. Lokales Kühlen hat eine direkte Wirkung auf die peripheren Nervenfasern und deren Nervenendigungen. Es bewirkt eine Senkung der Erregungsbildung und -leitfähigkeit peripherer Nerven und damit der Schmerzen. In Abhängigkeit von Temperatur und Schnelligkeit der Anpassung kann Kälte jedoch auch Schmerzen auslösen. Als weiterer Effekt lokalen Kühlens werden die regionale Durchblutung und der Metabolismus reduziert. Dabei ist zu beachten, dass eine nur oberflächliche Kühlung zu einer Kontraktion der Hautgefäße, jedoch zu einer Dilatation der Muskelgefäße führen kann. Bei einem akuten Trauma ist die durch die Gefäßkonstriktion bedingte reduzierte Blutung und Ödembildung erwünscht. Mittels Kältebehandlung können schmerzhafte Muskelverspannungen durchbrochen werden. Bestes Beispiel ist der Rückenschmerz, der eine Verspannung der Rückenmuskulatur, nachfolgend eine Gewebsminderdurchblutung und diese wiederum Schmerzen und erneute Verspannung bewirkt. Kälte kann diesen Teufelskreis wirksam durchbrechen.

Der genaue Mechanismus ist bisher nicht geklärt. Man nimmt an, dass es zunächst zu einer Abnahme der Muskelspindelaktivität und später auch der Erregung von Muskelspindelafferenzen (A-alpha-Nervenfasern) und -efferenzen (A-gamma-Nervenfasern) kommt. Dies führt zu einer Relaxation angespannter Muskeln. Da die Muskelspindeln, die sich im Inneren eines jeden Muskels befinden, am sensitivsten sind, muss die Kälte den ganzen Muskel durchdringen. Ein anderer möglicher Mechanismus, der zu einer Schmerzreduktion beitragen kann, beruht auf dem Phänomen der **„Gegenstimulation" („Counterirrigation")**. Eine Stimulation der Kälterezeptoren der Haut kann im Hinterhorn via segmentale oder auch deszendierende inhibitorische Bahnen hereinkommende Schmerzimpulse unterdrücken (SCHÄFER 2001 p. 26).

Wärme oder Hitze

Ähnliche Mechanismen wie bei der Kältebehandlung werden auch bei der Wärmebehandlung diskutiert. Als Folgen lokaler Wärmebehandlung kommt es zu einer veränderten Nervenerregbarkeit, einer Gefäßdilatation mit vermehrter Durchblutung und einer erhöhten regionalen Stoffwechselaktivität. Diese Vorgänge mögen erwünscht

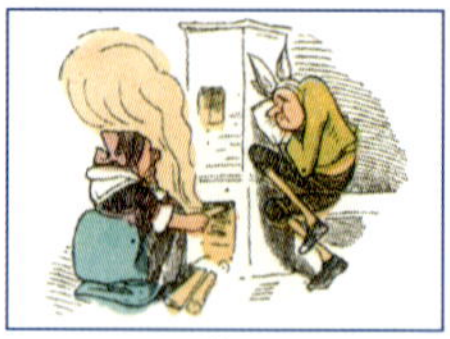

Jedoch das Übel will nicht weichen,
Auf andre Art will er's erreichen.

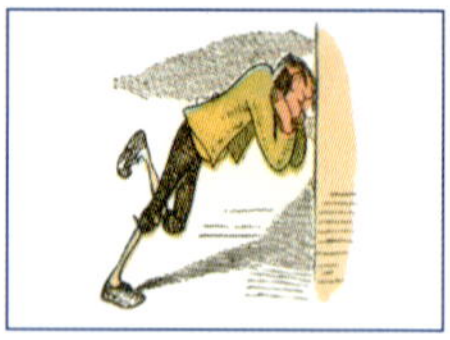

Auch zieht ein Pflaster hinterm Ohr
Die Schmerzen leider nicht hervor.

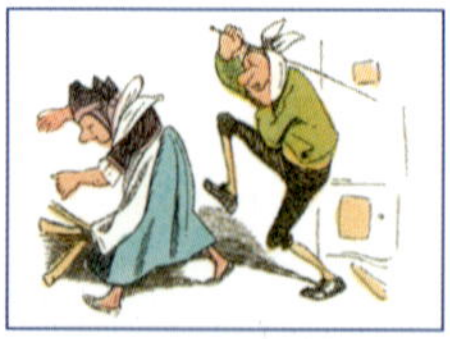

Umsonst – er schlägt, vom Schmerz bedrängt,
Die Frau, die einzuheizen denkt.

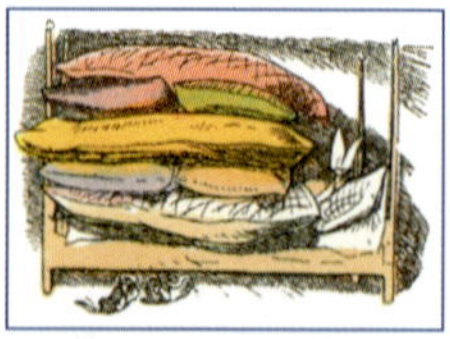

Vielleicht – so denkt er – wird das Schwitzen
Möglicherweise etwas nützen.

sein, wie z. B. bei der Behandlung der arthritischen Morgensteifigkeit, sind jedoch unerwünscht z. B. bei der Behandlung eines lokalen Entzündungsschmerzes. Erfasst die Erwärmung nur die oberflächliche Haut, so kommt es zur Dilatation der Hautgefäße, gleichzeitig jedoch zur Kontraktion der Muskelgefäße. Durch eine lokale Wärmebehandlung wird als Reflexantwort eine Relaxation der Skelett-, aber auch der glatten Muskulatur des Magen-Darm-Traktes ausgelöst. Die Intensität dieser Reflexantwort steht in direktem Verhältnis zu dem Ausmaß und der Dauer der Temperaturerhöhung. Der genaue Mechanismus der Muskelrelaxation ist noch ungeklärt. Man nimmt jedoch ähnliche Mechanismen wie bei der Kältebehandlung an. Es gibt einige Hinweise für eine verringerte Aktivität von Muskelfaserefferenzen (A-gamma-Nervenfasern) nach lokaler Hauterwärmung. Ebenso wenig wie bei der Kältebehandlung kann auch bei der Wärmebehandlung das Phänomen der **„Gegenstimulation" („Counterirrigation")** als eine der möglichen Ursachen der Schmerzreduktion ausgeschlossen werden (SCHÄFER 2001 p. 26-27).

Periphere (elektrische) Stimulation

Die Modulation der ins Rückenmark eintreffenden Schmerzimpulse durch gleichzeitig eintreffende elektrische Impulse aus anderen Nervenfasern **(Gate Control)** – seien es segmentale A-beta- oder deszendierende Nervenfasern des Stammhirns – bildete die Grundlage für die Erklärung, Einführung und die weite Verbreitung afferenter Stimulationsverfahren. Aus der Basis dieses Wirkmechanismus werden traditionelle Heilmethoden wie die **Moxibustion,** die Behandlung durch **Schröpfen und Quaddeln** und schließlich die TENS-Behandlung erklärbar. Bei der **transkutanen Nervenstimulation** (TENS) handelt es sich um ein Verfahren, bei dem durch unterschiedliche elektrische Impulse in unmittelbarer Nähe peripherer Neurone die markhaltigen A-beta-Nervenfasern stimuliert werden. Es wird hauptsächlich eine Hochfrequenz- (50 - 120 Hz) von einer Niederfrequenzstimulation (1 - 4 Hz) unterschieden. Als Sonderform gibt es noch die akupunkturähnliche Stimulation (AKU-TENS), die in Form zweier hintereinander geschalteter Burstentladungen mit einer Frequenz von 2 Hz stimuliert. Bei Erfolg der Behandlung werden nicht nur während der Stimulationsphase die Schmerzen unterdrückt, sondern die Schmerzlinderung hält bis zu einigen Stunden nach Ende der TENS-Behandlung an (SCHÄFER 2001 p. 27).

Sowohl zwischen den verschiedenen Schmerzsyndromen als auch zwischen den individuell unterschiedlichen Patienten gibt es eine große Variationsbreite bezüglich der Ansprechbarkeit auf solche Stimulationsmethoden. Neuere Untersuchungen weisen nach, dass ein erheblicher Einfluss des Behandlungserfolges die Suggestibilität, entweder als Eigen- oder als Fremdsuggestibilität des Patienten, ausmacht. Einige Autoren empfehlen sogar vor Anwendung bestimmter Schmerzbehandlungsverfahren eine Testung der Suggestibilität vorzunehmen (HÄUSER 2002, CRAWFORD 2002).

5.2

Dem Schmerz die Schmerzlichkeit nehmen

Krankheit und Schmerz sind Erlebnisse, die körperlich und emotional wahrgenommen werden. So gehört zur Bewältigung von Krankheit und Schmerz nicht nur die Heilung körperlicher Schäden, sondern vor allem auch die Wiederherstellung des psychischen Wohlbefindens. Die **Schmerzlichkeit des Schmerzerlebens** ist durch Angst und Hilflosigkeit, durch mangelnde Kontrollüberzeugung und die Sorge um Beeinträchtigungen im körperlichen, im gesellschaftlichen und familiären Bereich bestimmt.

Die **Schmerzlichkeit im Krankheitsfall** wird von Angst und Hilflosigkeit sowie dem mangelnden Wissen, wie die Krankheit verlaufen wird und wie sie bewältigt werden kann, geprägt. Als Ausdruck von Hilflosigkeit und Ungewissheit über den weiteren Krankheitsverlauf wird jede Krankheit von einem bestimmten Maß an Angst begleitet. Sie ist neben körperlicher Beeinträchtigung und Schmerzen wesentlich für das mangelnde Wohlbefinden im Erleben des Kranken verantwortlich. Deshalb spielt die Reduktion dieser Angst eine bedeutende Rolle bei der Bewältigung von Krankheiten. Solange den traditionellen Heilern keine wirksamen Medikamente zur Verfügung standen, war der Einfluss auf Angst und Hilflosigkeit eine der wenigen Möglichkeiten, das Krankheits- und Schmerzerleben zu verbessern.

Wir befragten mehr als 50 Cabuntogueños, Eingeborene einer philippinischen Fischergruppe auf der Insel Siargao (Mindanao), um die Faktoren, die das Krankheitserleben konstituieren, qualitativ und quantitativ zu bestimmen und die Methoden der traditionellen Heiler auf angstreduzierende Maßnahmen hin zu untersuchen. 40.000 Einzelaussagen wurden in einer computergesteuerten Analyse ausgewertet. Es wurden 10 Heiler untersucht und festgestellt, dass ihre Heilmethoden in ausgezeichneter Weise geeignet sind, das Krankheitserleben positiv zu beeinflussen und die Ängste bei Krankheiten zu beheben (KOHNEN 1992).

Ein Erklärungskonzept anbieten

Es zeigte sich, dass traditionelle Heiler die Angst vor Krankheiten bis 70 % nur durch Erklärung der Krankheitssymptome aus verständlichen Entstehungsgründen und durch Einordnung der Krankheit in einen akzeptablen Sinnzusammenhang reduzieren können. Als wesentliches Ergebnis der Untersuchung ist die Bedeutung einer angemessenen Aufklärung der Kranken herauszustellen. Die negativen Aspekte des Krankheitserlebens und insbesondere der Angst vor Krankheiten werden durch eine fehlende oder mangelnde Kontrollüberzeugung ausgelöst. Diese ist die Folge einer Vielzahl von Einschätzungen des Kranken und seiner Familie, die einen Mangel an Wissen über eine Krankheit und ihre Behandlungsmöglichkeit (Behandlungswissen), einen Mangel an Heilmitteln, einen Mangel an Handlungs- und Bewegungsfreiheit, unbezahlbare Kosten einer Behandlung und somit fehlende Verfügbarkeit von Experten wie Ärzten und ihren Institutionen feststellen.

Die bei einer Krankheit vorhandene Angst und die Hilflosigkeit – beide treten in mehr als 90 % (92,1 %) zusammen auf – ließen sich in der Untersuchung in der Fischergemeinde Cabuntog zu 28 % auf mangelndes Wissen über eine Behandlungsmöglichkeit (fehlendes Behandlungswissen), zu 27 % auf mangelnde Verfügbarkeit von Heilmitteln und zu 20 % auf mangelnde Handlungsfreiheit zurückführen. Auch eine negative Einschätzung des Behandlungserfolges ist in hohem Prozentsatz (43 %) an diese drei Faktoren geknüpft: zu 16 % mit fehlendem Behandlungswissen, zu 11 % mit mangelnder Handlungsfreiheit und zu 15 % mit mangelnder Verfügbarkeit von Heilmitteln (KOHNEN 1992 p. 311).

Die traditionellen Heiler können durch die Bestimmung der Krankheitsursache (Diagnose), durch eine angemessene Erklärung des Krankheitszusammenhangs und Einordnung in einen gesellschaftlich bekannten und akzeptierten Deutungsrahmen eigenständiges Handeln und eine Behandlung ermöglichen. Dabei zielt das Bemühen oftmals darauf, den Zufall auszuschließen und eine Erklärung anzubieten, auch wenn diese für uns nur schwer nachvollziehbar ist, wie magische Erklärungszusammenhänge. Es scheint im Empfinden der Menschen offensichtlich unerträglich zu sein, dem reinen Zufall ausgeliefert zu sein. So ist Magie die Konstruktion eines Handlungskonzepts nach logischen Zusammenhängen oder in magischen Abläufen mit ihren eigenen Regeln, die in den einzelnen Gruppen und Kulturen jedenfalls nachvollziehbar ist.

Hilflosigkeit reduzieren und die Kontrollüberzeugung stärken

Durch die Erklärung des Ereignisses und die Erklärung des Sinnzusammenhangs werden ein Handlungsspielraum und das Maß an Freiheit gewonnen, wodurch der Betroffene überzeugt werden kann, die Ereignisse wieder selbst kontrollieren zu können und sei es durch magische Methoden.

In meiner ethnomedizinischen Forschung bei den Cabuntogueños wurde der Gesamtzustand, in dem sich ein Kranker befindet und den er als Veränderung seines körperlichen und seelischen Wohlbefindens erlebt, als Krankheitserleben definiert und untersucht. Durch Regressionsanalysen wurde die Angst als derjenige Messparameter ermittelt, der die vielfältigen, das Krankheitserleben konstituierenden Faktoren umfassend wiedergibt. Es wurden standardisierte Methoden erarbeitet, um Änderungen der Angst vor Krankheiten zu untersuchen und eine Besserung des Krankheitserlebens durch einfache Messungen zu bestimmen (KOHNEN 1998, SIEBERT, U. 1998). Auch andere Riten, wie Geburts- und Totenriten, nehmen Einfluss auf die Befindlichkeit der Gesellschaftsmitglieder und helfen außergewöhnliche Lebenssituationen besser bewältigen zu können, indem sie die Kontrollüberzeugung stärken. Diese positive Auswirkung des streng durchgeführten Ritus auf das Erleben konnte bei den Igorot für die Totenriten nachgewiesen werden (KOHNEN 1986a p. 35-41, 48-56, 1986b

Da die Hilflosigkeit gegenüber bestimmten Krankheiten und Lebenssituationen schmerzverstärkend wirkt, können Mittel, die die Hilflosigkeit reduzieren und die Kontrollüberzeugung stärken, schmerzlindernd wirken. Sie fördern das allgemeine Wohlbefinden. Dabei ist es belanglos, ob wirksubstanzgebundene oder magische Methoden eingesetzt werden. Dies ist ein Grund, weswegen magische Therapien in vielen traditionellen Kulturen immer noch mit Erfolg angewandt werden.

Eine wirksame traditionelle Methode, die Kontrollüberzeugung zu stärken und das Krankheitserleben des Patienten zu bessern, ist, ihm leicht zu erfüllende Aufgaben wie Behandlungsanweisung, Diät, Gebete, kleine Opfer aufzuerlegen, die nach strengen Regeln ausgeführt werden müssen. Sein Leiden verliert an Gefährlichkeit. Hilflosigkeit und Angst verringern sich. Der Krankheit wird die Schmerzlichkeit genommen. Das allgemeine Wohlbefinden des Patienten bessert sich.

In unserer Zeit messen die Patienten eine erfolgreiche Schmerztherapie an dem Ausbleiben des körperlichen Schmerzes. Dies schützt sie jedoch noch nicht vor der drohenden Angst, jederzeit wieder eine Schmerzattacke erleben zu müssen. Hier mag die regelmäßige, gewissenhafte, vielleicht auch ritualisierte Anordnung der Medikamenteneinnahme auch ein Wohlbefinden im Krankheitserleben herstellen.

Die Schuld nehmen

In der christlichen Tradition werden Krankheit und Schmerzen seit jeher mit persönlich zu verantwortender Schuld verbunden. Gebete, die an Gott selbst oder durch Fürbitte an Christus, die Heiligen und insbesondere an die vierzehn Nothelfer gerichtet waren, konnten die Schuld mindern. In traditionellen Kulturen werden zu diesem Zweck Ahnen, Geistern und Göttern Opfer gebracht. In einer modernen Gesellschaft sollte die Schuldfrage bei den Patienten angesprochen und rational geklärt werden. Bleiben haftende Zweifel beim Patienten bestehen, kann eine psychosomatische, psychologische oder psychiatrische Fachberatung nötig werden. In der allgemeinen Gesprächsführung mit dem Patienten sollte der behandelnde Arzt die Tatsache, dass Schuld das Krankheits- und Schmerzerleben beeinflusst, mit berücksichtigen.

Im Folgenden sollen einige Fallbeispiele belegen, wie traditionelle Kulturen erfolgreich Schmerzen zu lindern verstehen, indem sie dem Schmerz ohne Einsatz von chemischen oder wirksubstanzgebundenen Schmerzmitteln die Schmerzlichkeit nehmen. Als Wirkprinzip der Schmerzbehandlung ohne Schmerzmittel haben wir die Behandlung der Schmerzlichkeit im Schmerzerleben herausgestellt, die bestimmte menschliche Grundbedürfnisse erfüllt.

Grundbedürfnisse des Denkens und Erlebens sind:

1 **Eine kognitive Ordnung erstellen oder wiederherstellen.** Dabei gilt: Eine erfundene Ordnung ist besser als gar keine Ordnung

2 **Den Schmerz erklären.** Vor jedem Handlungskonzept steht ein Erklärungskonzept. Erklärt wird logisch nach Grund und Ursache und reflexiv nach Bedeutung und Sinn für die Lebensumstände und den weiteren Lebensweg. Die Erklärung, dass Schmerz der „Hüter des Lebens“ sei, ist keine ausreichende (weder eine notwendige noch eine hinreichende) Erklärung.

3 **Hilflosigkeit reduzieren und die Kontrollüberzeugung stärken**
Einfache leicht zu bewältigende Aufgaben stellen wie die Anordnung gewissenhaft auszuführender Riten oder einer pünktlichen Einnahme von Heilmitteln.

4 **Die Schuld nehmen.** Durch Opfergaben werden verletzte Wesen versöhnt und der Betroffene von seiner Schuld befreit. Gedanken an eine Schuldfrage ansprechen und klären.

5 **Gesellschaftliche Anteilnahme** (Social Support).

Schmerzbehandlung in traditionellen Gesellschaften bei den Cabuntogueños (Philippinen)

Traditionale Heiler besitzen kaum wirksame Heilmittel zur unmittelbaren Beseitigung körperlicher Schmerzen. Trotzdem sind sie sehr in der Lage, das Befinden des Patienten zu bessern und seine Schmerzen zu lindern, weil sie Spezialisten darin sind, das Schmerzerleben ihrer Patienten mit ihren Mitteln und Methoden, die in traditionellen Gesellschaften leben, zu beeinflussen. Wir beobachteten traditionelle Heilungen bei den Cabuntogueños, Fischern im Süden der Philippinen, und den Igorot, Bergstämmen im Norden der Philippinen, und kamen zu folgendem Ergebnis:

Der Heiler bietet dem Patienten eine in seiner Kultur leicht verständliche Krankheitserklärung und einsichtige Behandlung an, die keine großen Kosten verursacht und vom Patient meist selbst ausgeführt werden kann. Schon nach den ersten Behandlungen ist der Kranke oft überzeugt, nun sein Leiden selbst bewältigen zu können. Aufklärung und Erläuterungen des Heilers zu den Krankheitszeichen unter Angabe der Ursachen können das mangelnde Wissen des Patienten vermindern oder beheben. Leicht zu erfüllende Aufgaben wie Behandlungsanweisung, Diät, Gebete, kleine Opfer, die nach strengen Regeln ausgeführt werden müssen, stärken seine Kontrollüberzeugung. Sein Leiden verliert an Gefährlichkeit. Hilflosigkeit und Angst verringern sich. Der Krankheit wird die **Schmerzlichkeit** genommen. Das allgemeine Wohlbefinden des Patienten bessert sich. Diesen Prozess der Reduktion der **Schmerzlichkeit** im Schmerzerleben habe ich an anderer Stelle ausführlich dargestellt (KOHNEN 1992 p. 297-314).

Die verschiedenen Heiler wenden in Cabuntog bei Schmerzsyndromen keine einheitliche Behandlung an, sondern die jeweils von ihnen auch bei anderen Krankheiten bevorzugten Methoden, wie Räucherung (**tu-ob** oder **tapa**), Beblasen des Körpers (**tayhup**) und Gebete (**orasyones**). Durch keine dieser Methoden können Schmerzen auch nur annähernd so wirksam und schnell wirkend angegangen werden wie durch unsere „chemischen" Analgetika. In Cabuntog sind diese Schmerzmedikamente im Health Center in kleinen Mengen kostenlos und in anderen Geschäften ohne Rezept erhältlich. Durch die Medikamente, die gerne gekauft und eingesetzt werden, wird dem Schmerz die Schmerzhaftigkeit genommen. Bevor die wirksamen Schmerzmedikamente auf den Markt kamen, hatten die Fischer in Cabuntog andere Methoden der Schmerzbewältigung, die sie auch heute noch gerne in Anspruch nehmen, da auch sie in ihrer Weise wirksam und schmerzlindernd sind.

So gehen 55 % der Befragten im Krankheitsfall nicht nur zur Gesundheitsstation, sondern suchen gleichzeitig auch den **medico**, den traditionellen Heiler, auf. Die **medicos** erklären und behandeln die transzendenten, gesellschaftlichen und familiären Ursachen einer Erkrankung. Die bloße naturwissenschaftlich körperliche Erklärung und Behandlung von Schmerz und Krankheit erscheint der Mehrheit der Cabuntogueños zu einseitig, da sie nur die eine Seite der Realität, den körperlichen Schmerz, die Schmerzhaftigkeit, beheben können (KOHNEN 1992 p. 248).

Die Behandlung im Health Center vermag nicht die Gedanken zu unterdrücken; sie vermag nicht die Sorgen und Ängste um die ungewisse Zukunft, um den drohenden Verlust der Arbeits- und Funktionsfähigkeit in Familie und Gesellschaft zu beseitigen. Der Kranke sorgt sich, ob er seine Familie weiter versorgen kann und ob er das Geld für eine Behandlung aufbringen kann. So hat er nicht nur die Kontrolle über seinen Körper verloren, er ist nicht mehr Herr seiner familiären und sozialen Aufgaben. Diese Gedanken schmerzen ihn, und dies macht neben der Schmerzhaftigkeit der Krankheit die Schmerzlichkeit einer jeden ernsteren Krankheit aus.

In dieser Situation wird der Heiler gerufen, da er in der Lage ist, das Gleichgewicht zwischen den verletzten transzendenten Mächten (den Göttern, Geistern und Wesen des Waldes, des Feldes und der Bäume), das Gleichgewicht zwischen den Menschen und Familien und der Gesellschaft wiederherzustellen und eine mögliche oder tatsächlich entstandene Schuld, die der Betroffene durch sein unachtsames Verhalten auf sich geladen hat, zu beseitigen (KOHNEN 1992 p. 191-194).

Fallbeispiele traditioneller Schmerzbehandlung

Schmerzbehandlung bei den Cabuntogueños (Südphilippinen)

DOMINGO B. war 75 Jahre alt und lebte in Cabuntog (Siargao Island, Südphilippinen) im **Purok 5** (Stadtbezirk 5), in dem die ärmsten Bewohner ihre Palmblatthütten gebaut hatten (Abb. 5.1). Seinen Lebensunterhalt verdiente er mit Fischfang. Als Nebenerwerb sammelte und fermentierte er Palmsaft (Abb. 5.2), um daraus **tuba** (Palmwein) herzustellen. Nach seinem Beruf gefragt antwortete er, er sei **„tuba-**Mann und Fischer".

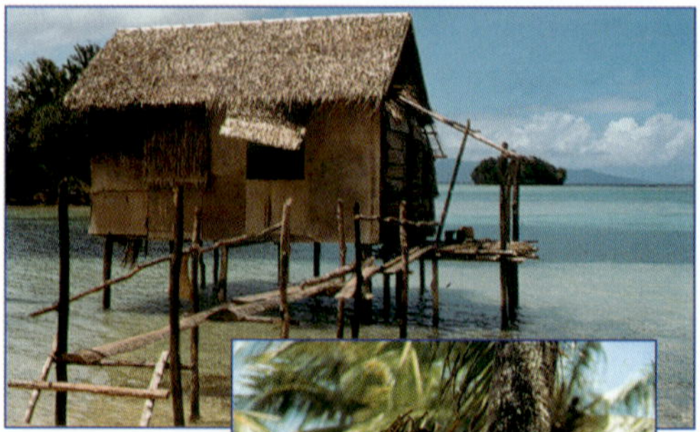

Abb. 5.1

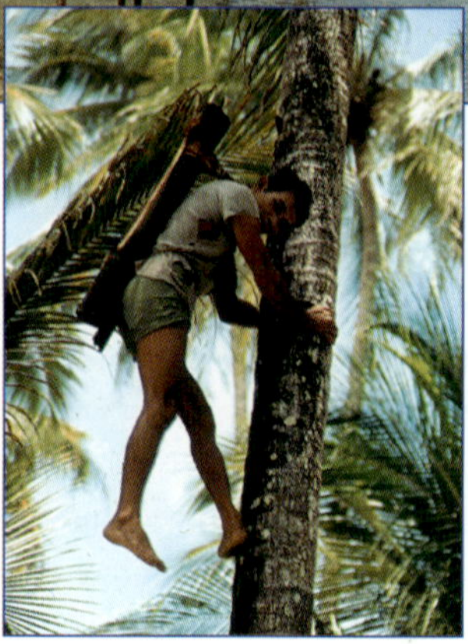

Abb. 5.2

Im **Purok** war er als lebensfroh, geschickt und fleißig bekannt. Trotz seines hohen Alters fuhr er noch täglich zum Fischen hinaus auf das Meer.

Im November 1984 erkrankte DOMINGO. Zuerst verspürte er nur einen stechenden Schmerz in seinem rechten Bein, der besonders stark in der Wade war und bis in die Fußsohle ausstrahlte. Täglich klagte er über eine große Empfindlichkeit des Fußes und über lokale Schmerzen, die manchmal sogar aus der rechten Leiste bis hinab ins Bein ausstrahlten. Dann färbte sich die Haut über dem rechten Sprunggelenk rot. Schließlich war der gesamte rechte Fuß befallen. (Auf Befragen teilte der Patient später mit, dass eine Schwellung des Fußes, die auf eine tiefe Beinvenenthrombose hingewiesen hätte, nicht bestanden habe).

Als DOMINGO seiner 67-jährigen Ehefrau FELIZA von seinen Schmerzen erzählte, stellte man im Familienkreis zunächst die Diagnose **panohod** (Erkältung) und begann mit leichten Massagen des Fußes und des Unterschenkels. Als sich nach einer Woche keine Besserung einstellte, und die Schmerzen außergewöhnlich stark wurden, war man sich bald einig, dass nun ein Fall von **beri-beri** vorliegen müsse. Unter **beri-beri** verstehen die Cabuntogueños jede Art von Schmerzhaftigkeit der Extremitäten, die gelegentlich mit anderen Allgemeinsymptomen wie Schwellungen des Gesichtes und der Beine, Müdigkeit und allgemeiner Blässe einhergehen können. Um die Diagnose **beri-beri** stellen zu können, reichte ihnen das Leitsymptom „Schmerzen in den Beinen" schon aus. Als wir den Kranken das erste Mal besuchten, deutete die Ehefrau auf den Reistopf, in dem der ungestampfte Reis lag, und meinte, bei ihren ärmlichen Verhältnissen und der Eintönigkeit des Essens sei es ganz selbstverständlich, dass sie einmal an **beri-beri** erkranken würden.

Durch die üblichen Plaudereien mit Nachbarn und Verwandten erfuhren diese sehr bald von der Krankheit DOMINGOS. Sie bestätigten die Diagnose **beri-beri,** weil ihnen andere ähnlich gelagerte Fälle dieser Krankheit bekannt waren. Da nun die Krankheit ihren Namen gefunden hatte, konnten weitere Schritte unternommen werden. In jeder Familie ist bekannt, wie **beri-beri** behandelt wird, so dass in diesen Fällen auch kein Heiler hinzugezogen werden musste. Der Kranke wurde von seiner Frau massiert, wobei frische **sagbong**-Blätter **(Blumea balsamifera L.)** als **hapias** (Umschlag oder Einreibemittel) benutzt wurden (Abb. 5.3). Die Blätter wurden zerquetscht und der austretende Saft an den erkrankten Körperpartien einmassiert. Diese Behandlung war ein unter den Einwohnern Cabuntogs anerkanntes Hausmittel. Die Massagebehandlung führte man in der Erwartung einer Besserung zweimal täglich an sieben aufeinander folgenden Tagen durch. Das erkrankte Bein wurde in dieser Zeit vom Patienten und der Familie genauestens beobachtet. War man anfangs noch hoffnungsvoll, so zeigte sich jedoch bald, dass eine Besserung nicht in Sicht war. Je häufiger in der Familie über die Krankheit gesprochen wurde, um-

5.3
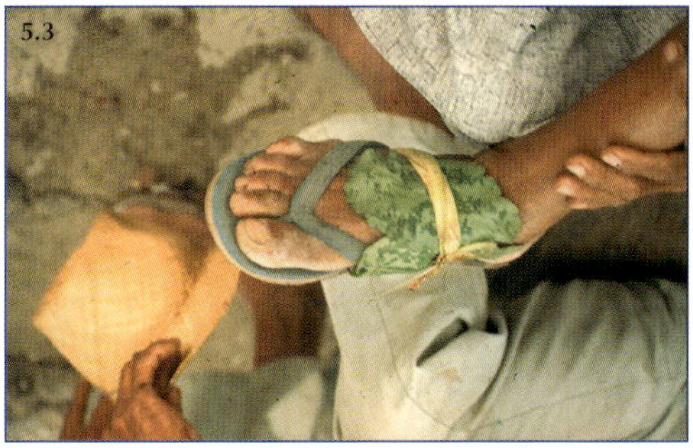

so unruhiger wurde man, weil das Hausmittel bei der vorliegenden Krankheit offensichtlich unwirksam blieb. Es regten sich Zweifel, ob es noch Sinn habe, in dieser Weise weiterzubehandeln, ob das Mittel gut gewählt war oder ob gar die Diagnose richtig war. Schließlich glaubte man, eine falsche Behandlung eingeschlagen zu haben.

Die di kon singod dato

Einige Familienangehörige fürchteten, dass **di kon singod dato,** die unsichtbaren Wesen, das Leiden geschickt haben könnten. Dieser Verdacht war nicht ganz unbegründet, denn im Kokospalmhain in der Nähe ihrer Hütte war ein kleiner Bach, an dem sich DOMINGO öfters aufhielt, vor allem, um sich dort die Füße zu waschen. Dieser Ort ist vielen Cabuntogueños als Wohnstätte der **majotok** (Zwerge) bekannt. Da der beschriebene Ort häufig von Einwohnern Cabuntogs aufgesucht wurde, weil in der Nähe neue Felder angelegt und ständig bearbeitet wurden, hatten sich die **majotok** – so erzählte man – in die Höhlen eines Felsens, etwa 150 m vom Flusslauf entfernt, zurückgezogen. Nach dem Taifun Nitang im September 1984, der viele Bäume am Bach und am Felsen entwurzelte, reinigte man dieses Gebiet vom Unterholz. Dabei ging man sehr sorgsam vor und bat bei jedem weiteren Arbeitsschritt die Zwerge vorsorglich um Verzeihung, weil man fürchtete, ihre Wohnstätten zu zerstören.

Schon mehrfach war es vorgekommen, dass die **di kon singod dato** hier an diesem Platz verletzt wurden und sich an denjenigen, die ihnen geschadet hatten, mit Krankheiten rächten. So war auch DOMINGOS Sohn JODITH, der Jüngste von 10 Kindern, vor acht Jahren am Bach von **majotok** heimgesucht worden. Nach einem Jahr erkrankte er an einer rechtsseitigen Körperlähmung. Seither konnte er nur noch mithilfe eines Stocks laufen. Erst nach neun Monaten habe dann eine Besserung eingesetzt, und nach weiteren drei Monaten konnte er wieder ohne dieses Hilfsmittel auskommen. Doch DOMINGO entschloss sich zunächst, dem Rat seiner Frau folgend, zum Health Center zu gehen und sich dem Arzt vorzustellen.

Der Arzt im Health Center

Man wählte den Arzt im Health Center, obwohl er erst vor kurzem nach Cabuntog gekommen war. Er hatte gegenüber den medicos, den traditionellen Heilern, sehr schnell an Ansehen gewonnen. Außerdem schätzte man seine sehr starken Medikamente.

Der Arzt des Health Centers stellte ebenfalls die Diagnose **beri-beri.** Bei der Diagnosestellung ging er in üblicher Weise vor. Er fragte den Patienten nicht nach den Symptomen, sondern sogleich nach seiner Krankheit. Die Kranken boten ihm dann ihre Diagnose an, die er ungefragt übernahm. Es fand weder eine Anamnese noch eine Untersuchung statt, nicht einmal Puls oder Blutdruck wurden gemessen. Als Therapie ordnete er vier Injektionen gegen **beri-beri** an. Die benötigten Spritzen und das Mittel waren schon im Health Center verfügbar, so dass FELIZA sie für einige Peso pro Stück kaufte. Der Arzt nahm die Injektion selbst vor, wobei er an vier aufeinander folgenden Tagen eine intramuskuläre Injektion in die linke Schulter vornahm. DOMINGO hatte dieses Vorgehen genau beobachtet und fragte sich verwundert, weshalb bei der Erkrankung des rechten Fußes die gegenüberliegende Schulter als Injektionsort vom Arzt gewählt wurde.

Die manawasay PINTAY DOLGUIME

Hoffnungsvoll wartete man mehrere Tage ab, doch da die Behandlung des Arztes im staatlichen Health Center offensichtlich keine Besserung brachte, fuhr FELIZA eine Woche später nach Dapa, dem 17 km entfernten Hafenort, um die **manawasay** PINTAY DOLGUIME aufzusuchen. PINTAY hat im ganzen Kreis einen ausgezeichneten Ruf als Diagnostikerin. Auch der Sohn JODITH war seinerzeit schon von ihr untersucht worden. Da DOMINGO nur noch schlecht gehen konnte, nahm seine Frau FELIZA einige seiner Kleider mit zur **manawasay,** um anhand dieser die Diagnose stellen zu lassen. Die Spezialistin legte die Kleidungsstücke auf den Tisch, zeichnete über ihnen mit ein paar bohnengroßen Alaunstücken mehrere

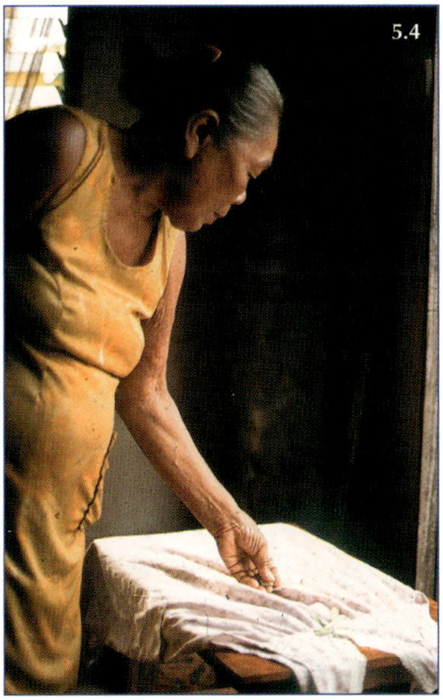

5.4

Kreuze, ohne dabei den Stoff zu berühren, und schmolz das **tawas** (Alaun) ein (Abb. 5.4 - 5.5). DOMINGO, so fand PINTAY heraus, hatte beim Durchschreiten des Baches die **di kon singod dato** verletzt. Es lag also ein Fall von **labha,** einer Bestrafung durch die **di kon singod dato** vor. Einen Fall von **labha** hatte man schon befürchtet, als sich herausstellte, dass nicht einmal der in der Gesundheitsstation angestellte Arzt helfen konnte.

Die Fahrt mit dem Jeepney (dem aus einem Jeep umgebauten Kleinbus) nach Dapa und zurück kostete jeweils fünf Peso, und die Heilerin erhielt 15 Peso für die Diagnose. Diesen Betrag gab man PINTAY freiwillig, da sie, wie allgemein üblich, keine festgeschriebenen Preise für ihre Behandlungen hatte, sondern nur um eine Spende bat. Die neue Diagnose war also nach der erfolglosen Behandlung des Arztes zu erwarten gewesen, doch erst jetzt, nach der **tawas**-Diagnose von PINTAY, war man sicher. Zunächst unternahm man zwei Wochen lang keine weiteren Schritte, weil man durch die Feststellung der Krankheitsursache beruhigt worden war und weil genügend Mittel bekannt waren, um von **di kon singod dato** hervorgerufene Erkrankungen zu heilen. Man wartete zunächst so lange ab, wie der vorliegende Zustand sich nicht wesentlich veränderte.

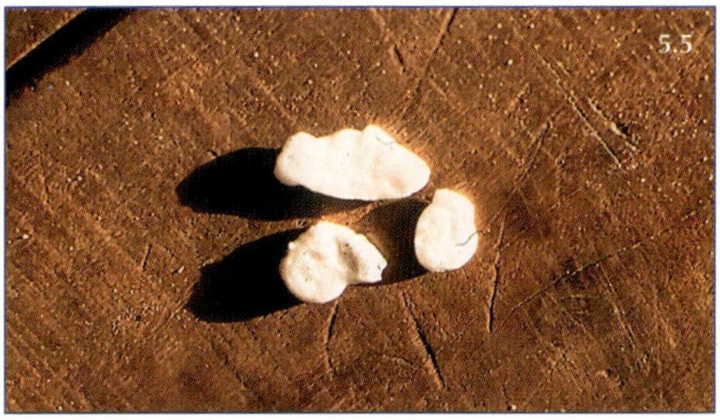

5.5

Die Schwestern des Ordens von Mutter Theresa (Sisters of Charity)

Eine neue Hoffnung auf eine Heilung ergab sich im Dezember 1984, als die Ordensschwestern der Mutter Theresa (Friedensnobelpreisträgerin und unermüdliche Helferin der Armen) nach Cabuntog kamen. FELIZA ging zum Konvent, dem Pfarrhaus, und bat um Hilfe für ihren Mann. Es sei schwierig gewesen, die Ordensschwestern dafür zu gewinnen, DOMINGO zu Hause zu besuchen, erklärte FELIZA später (was von Seiten des Pfarrers ganz anders dargestellt wird). Die Schwestern seien schließlich gekommen und hätten den geschwollenen und geröteten Fuß gesehen, dessen Zehen sich nun spreizten, der aber keine offene Wunde zeigte und dessen Farbe bis auf die Rötung noch nicht wesentlich verändert war. Sie hätten keine Medikamente für die Krankheit gehabt und FELIZA erinnerte sich an ihre Diagnose: Es sei **panohod** gewesen.

Arzt oder medico?

Im Januar 1985 verfärbten sich die Zehen schwarz und die Schmerzen nahmen zu. Die Knöchel waren geschwollen. Schließlich entstand eine eiternde Wunde, das Fleisch

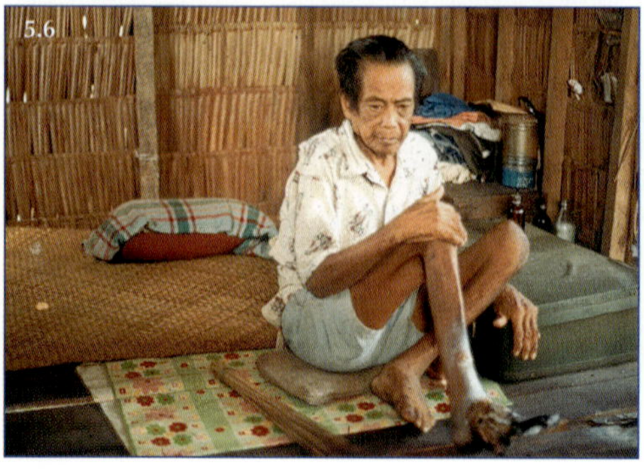

verfaulte, die nackten Vor- und Mittelfußknochen wurden sichtbar (Abb. 5.6). DOMINGO bemerkte, dass der Umfang seines Unterschenkels immer kleiner wurde. Er erzählte, wie sich die Muskeln in den Waden verflüssigten und als Eiter aus der offenen Wunde über den Zehen herausgeflossen seien.

Da bisher keine Behandlung eine Besserung gebracht hatte, erwog man erneut, den Arzt im Health Center aufzusuchen. Vielleicht gäbe es noch eine andere Behandlung, oder er würde eine andere Diagnose stellen, denn eines war offensichtlich, so wie das Bein nun aussah, war es sicher kein **beri-beri.** Wenn es aber kein **beri-beri** war, dann musste man doch eher dem **medico** (also der Spezialistin PINTAY) glauben, die eine übernatürliche Ursache, nämlich die **di kon singod dato,** herausgefunden hatte. Ende Januar 1985 hatte sich der Zustand DOMINGOS so verschlechtert, dass er nicht mehr gehen konnte, und so stand die Familie vor einer neuen Frage: Wer sollte nun die Behandlung weiterführen? Da der Arzt in der Gesundheitsstation offensichtlich mit seiner Behandlungsmethode keinen Erfolg gehabt hatte, verlor er für DOMINGOS Familie an Ansehen. Man war zwar weiterhin überzeugt, dass er sehr wirkungsvolle Medikamente besaß und möglicherweise noch besser als andere **medicos** in diesem Zustand helfen konnte, doch hatte sich nun die Krankensituation geändert: DOMINGO konnte nicht mehr gehen und der Arzt kam nicht in die Hütten der armen Leute. Seine Bewegungsfreiheit war so eingeschränkt, dass er sich den Weg zum Health Center nicht mehr zutraute. Solange DOMINGO unter seinen **beri-beri**-Symptomen litt, hatten die Nachbarn der Familie durch psychische und moralische Unterstützung geholfen. Doch nun hätte man DOMINGO zum Health Center tragen müssen. Dieser Gedanke war so außergewöhnlich, dass ihn niemand ernsthaft erwog. So reduzierte sich die Nachbarschafts- oder Gemeinschaftshilfe auf gute Ratschläge. Aber nicht nur die Bewegungslosigkeit DOMINGOS hinderte die Familie ins Health Center zu gehen, es bestanden noch andere Hemmnisse, die unüberwindlich schienen, erneut den Arzt zu rufen. FELIZA klagte später: „Zwar macht der Doktor gelegentlich Hausbesuche, doch wir konnten ihn nicht rufen, weil wir arm sind. Armen gegenüber hat der Arzt sich mehrfach überheblich gezeigt. Er schenkt ihnen keine Aufmerksamkeit und übersieht sie einfach."

Die manhihilot ISABEL KINTAS

Da man sich aus den genannten Gründen scheute, den Arzt zu rufen, bat man Mitte Februar 1985 die ungefähr 70-jährige Heilerin ISABEL KINTAS aus dem benachbarten **barrio** Magsaysay, die Behandlung zu übernehmen. Die Heilerin war ihnen von Freunden empfohlen worden. Als ISABEL den Kranken zum ersten Mal besuchte, fragte sie nach der Diagnose. Man erzählte die Vorgeschichte und nannte die Diagnose, die PINTAY DOLGUIME gestellt hatte. ISABEL war **manhihilot,** eine Massagespezialistin. Ihr erschien es unwesentlich, ob übernatürliche Kräfte die Erkrankung hervorgerufen hatten oder nicht. Sie behandelt nur gewisse körperliche Krankheitserscheinungen wie die Folgen von Erkältungen und Verspannungen der Muskulatur, nicht aber irgendwelche (übernatürlichen) Ursachen. Man hatte **sie** gerufen und nun sollte **sie** mit **ihrer** Methode helfen.

So erschien sie jeden zweiten Tag am Krankenlager und stellte ein **kiniskis (kinagis),** ein „Baumrindengeschabsel" her. Hierzu nahm sie dünne Äste oder kleinere Stämme einer bestimmten Baumart, deren Name als Geheimnis des **medico** gehütet wurde, und schabte die Baumrinde ab. Das Schabsel wurde in zwei gleiche Portionen geteilt, eine Hälfte über dem Feuer fünf Minuten angetrocknet und dann mit dem frischen, ungetrockneten Teil vermengt. Beide Teile wurden zusammen in ein grobmaschiges Netz gelegt, fest über den erkrankten Hautpartien ausgedrückt und der austretende Saft einmassiert. Jede Behandlung kostete zehn Pesos. Nachdem ISABEL ihren Patienten DOMINGO fast zwei Wochen lang behandelt hatte, erklärte sie den Krankheitsfall für hoffnungslos und kam von einem auf den anderen Tag nicht wieder.

Die Schmerzen nahmen zu. DOMINGOS Ehefrau und sein Sohn JODITH führten die Pflege alleine durch, was nun zunehmend schwieriger wurde. Man versuchte noch einmal selbst durch ein **hunad,** einer Wundbehandlung mit aufgekochten Guave-Blättern **(Psidium guajava L., Fam. Myrtaceae),** den Zustand zu verbessern. Da sowohl der Arzt als auch die **medico** nicht in der Lage waren, die sich verschlechternde Krankheit aufzuhalten, ging FELIZA Ende Februar zum Priester, um **agua bendeta** (Weihwasser) zu holen. Als Schutz gegen die **di kon singod dato** wurde das Weihwasser in einer kleinen Flasche in der Nähe des Krankenlagers von außen an die Hüttenwand gehängt. So entfaltete das Weihwasser seine Schutzwirkung, auch wenn es nicht versprenkelt wurde.

Der awoawohan NANONG ROAYA

Zu dieser Zeit, Ende Februar 1985, sah der Fuß für Familienangehörige und Außenstehende schon Furcht und Ekel erregend aus. War zunächst eine trockene Nekrose des Vorfußes aufgetreten, so fiel nun das Fleisch ab. Die Zehen und Mittelfußknochen lagen frei, konnten aber durch die noch unversehrten Sehnen auf und ab bewegt werden. Die Fußsohle bildete bis zum Zehenansatz ein feuchtes, zum Teil verfaulendes (nekrotisierendes) Bett für die locker darauf liegenden Mittelfußknochen. Die Demarkationslinie war recht scharf gezogen. Die Haut um die Knöchel und um die Mittelfußwurzelknochen war gering ödematös. Schmerzen traten vorwiegend nachts auf, doch hielten sie sich nach Angaben des Patienten in erträglichem Maße. Es verbreitete sich ein unerträglicher Geruch in der Hütte.

Nun erinnerte man sich an die Empfehlung der **manawasay** PINTAY DOLGUIME, die anfangs die Diagnose **labha** (Bestrafung für die Verletzung der **di kon singod dato**) gestellt hatte und eine Behandlung durch einen **medico** in dem drei Kilometer entfernten Malinao empfohlen hatte. Es handelte sich um NANONG ROAYA, der auf Anfrage bereit war, die Behandlung von DOMINGO zu übernehmen. Der 60-jährige NANONG ist ein **awoawohan,** ein Spezialist, der durch Gebete und Opfer für die überirdischen Wesen heilt. Er behandelte alle Krankheiten, bei denen die **di kon singod dato,** das sind die **„Wesen nicht wie wir“,** die eine zwergähnliche Gestalt haben, als Verursacher in Betracht gezogen wurden. Das sind vor allem chronische Krankheiten oder diejenigen Erkrankungen, bei denen andere Behandlungsmethoden bisher ohne Erfolg geblieben sind. Ferner sind es die Leiden, bei denen die Diagnose **labha, Zauberei,** gestellt wurde. Der **awoawohan** erklärte sich bereit, die Behandlung von DOMINGO zu übernehmen.

Nachdem NANONG die Hütte DOMINGOS betreten hatte, hörte er sich zunächst die Vorgeschichte an. Dann ließ er sich den Platz zeigen, an dem nach Angaben der **manawasay** (**tawas**-Diagnostikerin) PINTAY DOLGUIME die **majotok** (Zwerge) durch DOMINGO verletzt worden waren (Abb. 5.7), als dieser sich an einem Bach die Füße wusch. Er versprach, mit seinen **orasyones** (Gebeten) die verletzten **di kon singod dato** um Verzeihung zu bitten, also ein **awoawo** zu vollziehen. Hierzu benötigte er als Opfergaben Süßigkeiten, Gebäck, Zigaretten, Weihrauch und eine kleine Flasche eines alkoholischen Getränks (Abb. 5.8). So kaufte die Familie ein paar weiße Weihrauchplättchen **(kamangyan),** zwei Pakete kleine

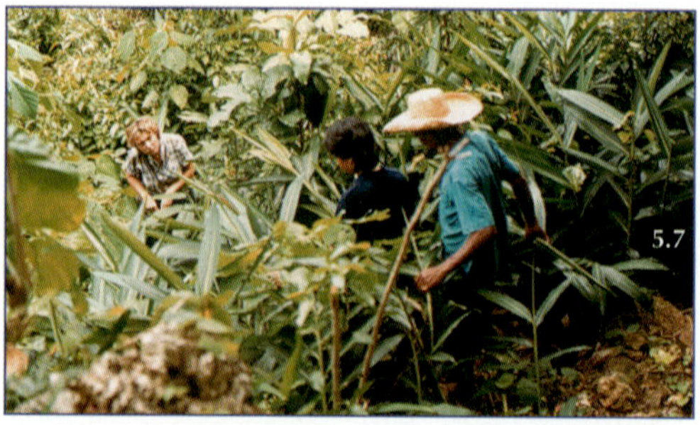

bunte Zuckerkugeln, Salzgebäck, eine Packung Zigaretten, Weihrauch und eine Flasche Mallorca-Wein. Mallorca-Wein enthält Anis und Zucker sowie ein wenig Alkohol. Bei der Vorbereitung zum Opfer wurde vom Sohn JODITH ein trockener Palmwedel **(lankay)** bereitgelegt, dessen lange Blätter man später verknotete, um sie als Fackel und Brennmaterial zu benutzen. Der Sohn begleitete den Spezialisten zu einem unmittelbar am Wasserlauf liegenden kleinen Hügel mit einer niedrigen Höhle, in der die Unsichtbaren hausen sollen. Der Hügel war von **dayakit- <Aquilaria (Decne.) Ridl.** oder **Gyrinopsis cumingiana Decne Fam. Thymelaeaceae>** (QUISUMBING 1978 p. 636) und von **majambago**-Bäumen **<Pterospermum diversiforum Blume Fam. Sterculiaceae>** (QUISUMBING 1978 p. 607) bestanden, die von Zwergen beim Spielen bevorzugt werden. JODITH und der Heiler schlugen sich mit ihren Opfergaben durch das Dickicht und stiegen langsam den schroffen Hügel empor bis vor den Eingang der Zwergenhöhle. Die brennende Fackel wurde am Eingang niedergelegt. Nun bereitete der **awoawohan** das Opfer:

Vor der Höhle wurden um einen Plastikteller drei Wassergläser gestellt. Der Platz vor dem **medico** blieb jedoch frei. Dann wurden die Opfergaben auf den Teller gelegt. Währenddessen streute JODITH Weihrauch in die Glut des glühenden Palmwedels. Zuletzt wurde der Mallorca-Wein eingeschenkt. NANONG hatte seinen großen Strohhut abgenommen und bereitete sich auf das Gebet vor, während JODITH weitere Weihrauchstücke auf die Fackel legte und wiederholt seinen Standort wechselte, um mehrere Plätze zu beräuchern. NANONG setzte sich in Gebetsstellung. Sein Rücken war ganz gerade und aufrecht. Er beugte den Kopf leicht vor, verschränkte die auf den Knien ruhenden Unterarme und begann sein Bittgebet, indem er die **di kon singod dato** zusammenrief (Abb. 5.9):

„Ihr Wesen aus dem Norden, dem Süden, dem Osten und dem Westen, Ihr Wesen in den Bäumen, in den Höhlen und im Wasser, Ihr Wesen im Meer und auf der Erde, ich rufe Euch zusammen an diesen Ort."

Nun folgte ein langes Gebet, das NANONG in gleichförmigem Tonfall, doch recht laut und vernehmbar sprach:

„Ihr, die Ihr Euch hier aufhaltet, Ihr bekannten altehrwürdigen Völker an diesem Platz hier, das mein Land einschließt, hier wo ich stehe. Ich bin Euch allen hier sehr dankbar, dass Ihr meine Brüder nicht länger mehr verletzt. Ich kam mit der Absicht hierher, Euch zusammenzurufen und Euch, meine wohlbekannten altverehrten kleinen Wesen, zu fragen, bitte hört auf, meinen Bruder weiterhin zu bestrafen, nun, nachdem wir diese Opfer für Euch, meine lieben kleinen alten Freunde, bei uns haben.

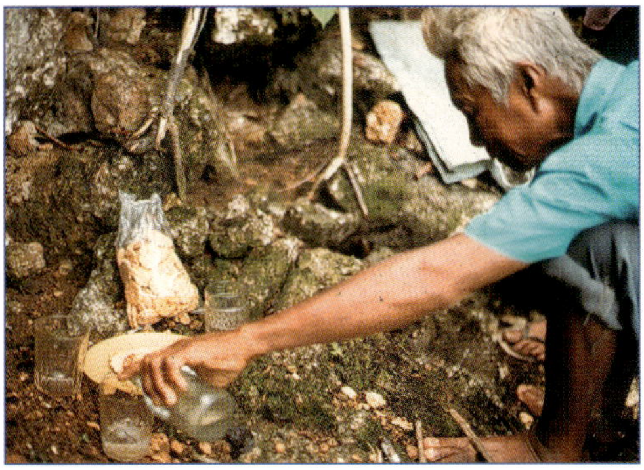

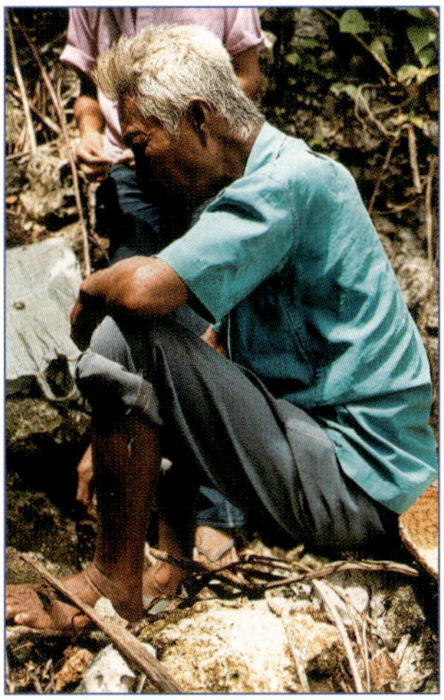

Abb. 5.8 (links), 5.9

Ihr seid schon lange hier, alt und wohlbekannt, an diesem Platz, und ich frage und erbitte Eure Gunst hier vor diesem Eurem Wohnort, damit Ihr bitte die verletzende Bestrafung beendet. Und wollt Ihr meinen Bruder noch länger schädigen, wo wir hier unsere Opfergaben mitgebracht haben, wie Süßigkeiten, Kekse, Zigaretten sowie allerlei Buntschillerndes oder vielleicht auch Klares, wie diese Eure Getränke?

Ja, wenn in einem solchen Falle, durch den Ihr berührt oder durch jemanden wie uns verletzt worden seid, als er über Euren Wohnplatz einherschritt, und den Ihr bestraft habt, indem Ihr ihm eine leichtere oder schwerere Krankheit auferlegt habt, so liegt das Verzeihen in Euren Händen, weil Ihr es seid, die sehend sind. Ihr könnt sehen und wir können nicht sehen. Wir sind blind, also können wir Euch nicht sehen. Darum liegt es an Euch, nicht unseren Weg zu verlegen, sondern uns den Weg freizugeben, damit wir Euch nicht verletzen und schädigen, weil dies an Euch liegt, die Ihr uns sehen könnt. Bitte vergebt. Die Kraft des Verzeihens liegt bei Euch, so wie der Spruch lautet, dass jedem, der seine Unachtsamkeit oder seinen Fehler einsieht, verziehen werden muss. Darum bitte ich Euch um Verzeihung für diesen Mann, der an Euch ein Vergehen begangen hat. Bitte vergebt ihm und gebt ihm seine gute Gesundheit wieder. Das ist das, was ich von Euch, meinen altbekannten Freunden, erflehe, zu Gunsten von DOMINGO, demjenigen, der krank ist.

DOMINGO bietet seine Entschuldigung für sein Vergehen an, und wir sind sehr froh und dankbar, wenn Ihr ihm seine volle Gesundheit wiedergeben werdet. Ich will diese Bitte und diese Anfrage nicht lang machen, und wir hoffen auf seine baldige Genesung. Das ist alles, und ich danke Euch vielmals."

Nach sieben bis acht Minuten beendete er seine Bitten, nahm zunächst das rechte, dann das vordere und schließlich das links von ihm stehende Glas auf und opferte unter leisem Rezitieren je einen kleinen Schluck aus jedem Glas, indem er ein wenig auf den Boden schüttete. Den Rest aus den Gläsern trank er gemeinsam mit dem Sohn des Kranken aus, setzte seinen Strohhut auf und legte die Opfergaben in seinen Sack zurück.

Der **awoawohan** war bereits zweimal zuvor bei DOMINGO zur Behandlung gewesen, jedes Mal hatte man ihm 15 Pesos neben den von ihm geforderten Opfern gegeben. Für die Familie war dies eine kostspielige Therapie, da niemand im Haushalt mehr Geld verdiente. Eigentlich hätten die Kinder die Eltern unterstützen müssen, doch wegen der allgemeinen Notsituation nach dem schweren Taifun Nitang war dies auch nicht mehr möglich. DOMINGO fühlte sich nach jeder Behandlung deutlich besser. Die drückende Last, die mit der Krankheit gekommen war, fiel von ihm ab.

Bei einer akuten Erkrankung wird niemand eine Bestrafung durch die **di kon singod dato** erwägen oder einen **awoawohan** rufen. So ist die awoawo-Behandlung zeitlich gesehen eine der letzten in einer Reihe von vorangegangenen Erklärungsmöglichkeiten und Therapieversuchen der Krankheit.

Krankheiten, die von **di kon singod dato** hervorgerufen werden, werden häufig mit familiären und sozialen Unstimmigkeiten oder Vergehen in Verbindung gebracht. Im Verlauf einer chronischen Krankheit verstärkt sich bei den Cabuntogueños das Gefühl, familiäre Pflichten vernachlässigt oder soziale Normen verletzt zu haben oder noch zu verletzen. Deshalb wird nun eine Behandlung der persönlichen Situation durch Opfer und Gebete angestrebt, durch die ein Ausgleich der verletzten Ordnung wiederhergestellt werden soll.

Die **di kon singod dato** sind die im Verborgenen der Natur lebenden Wesen, die mehr sehen als die Menschen und deshalb mehr „Einsicht" in die natürliche Ordnung haben. Durch die Unachtsamkeit des Erkrankten sind diese Ordnung zerstört und ihre Wohnplätze verwüstet worden. Zwar können die Menschen nicht sehen, wann und wo sie jemanden verletzt haben, doch als einen Hinweis auf ein solches Vergehen wird das Gefühl der Schuld, der Machtlosigkeit und Hilflosigkeit gedeutet.

Der ausländische Arzt

Am 24. Februar 1985 erreichten meine Frau und ich Cabuntog. Bei einem Spaziergang am übernächsten Tag durch die Straßen wurden wir von ESTEBAN, einem anderen Sohn DOMINGOS, auf der Straße angesprochen und gebeten, einen Hausbesuch zu machen. Von früheren Aufenthalten im Dorf kannten mich die Bewohner als Arzt, der kostenlose ärztliche Betreuung im Health Center angeboten hatte. Stets nahmen wir uns für die Anamnese viel Zeit, um so unter anderem auch Informationen über die traditionellen Heilmethoden in Cabuntog zu erfahren. Es entwickelte sich folgender Dialog:

„Doktor, besuchen Sie meinen Vater!"
„Wofür sollen wir denn Ihren Vater besuchen; was fehlt ihm?"
„Er hat eine Krankheit am Fuß."
„Sind Sie denn schon beim Arzt im Health Center gewesen?"
„Nein."
„Warum denn nicht?"
„Das geht nicht."
„Warum geht es denn nicht?"
„Weil der Vater nicht mehr gehen kann."
„Was fehlt ihm denn?"
„Er kann nicht mehr gehen und hat Schmerzen im Fuß."

Schließlich erklärten wir uns bereit, später am Haus des Erkrankten vorbeizugehen. Beim Hausbesuch trafen wir DOMINGO auf der niedrigen Holzveranda seines Hauses sitzend an. Neben ihm stand eine Schüssel mit glühender Holzkohle, auf die ständig Blätter gelegt wurden, um durch den entstehenden Qualm die **di kon singod dato** fernzuhalten. Das Wohnhaus war eine einfache **nipa**-Hütte aus Palmblättern. Nach Süden war das Dach vorgezogen, um eine offene Veranda zu schützen, die mit losen Holzplanken belegt war. Der Fußboden der Hütte, die nur aus einem Raum bestand, war ebenfalls aus Holzplanken gefertigt, die nicht gefugt waren und mehrere Zentimeter breite Ritzen aufwiesen. Das einzige Möbelstück bestand aus einer kleinen Holzkiste, in der die letzten Habseligkeiten, die der Familie nach dem schweren Taifun noch geblieben waren, aufbewahrt wurden. In einer anderen Ecke stand auf dem Fußboden die Kücheneinrichtung: drei bis vier Plastikteller, zwei bis drei Blechtassen, eine Pfanne und Bestecke in einem Wasserglas. Man schlief auf einer geflochtenen Matte.

Trotz intensiven Fragens eröffnete sich uns die Vorgeschichte erst nach mehreren Besuchen. Bei dem oben geschilderten Befund erklärten wir, dass eine sinnvolle Therapie nur in einer großzügigen Amputation des Unterschenkels bestehe. Da das nächste Hospital lediglich 17 km entfernt lag, empfahlen wir, dort um Rat zu fragen. Doch die Familie lehnte dies mit dem Hinweis ab, dass sie kein Geld habe, um eine Operation ausführen zu lassen. Für mittellose Patienten werden allerdings Operationen kostenlos durchgeführt, wenn der Bürgermeister eine entsprechende Bescheinigung ausfüllt. Jedoch wurde diese Möglichkeit von der Familie nicht erwogen, weil sie sich dann als Arme ausgewiesen hätten. Man wäre durch eine solche Maßnahme „beschämt **(kaulaw)** worden“. Wir schlugen daraufhin vor, den Priester um eine Geldspende zu bitten, da dies in früherer Zeit bei ernsthaften Erkrankungen und Mittellosigkeit häufiger praktiziert wurde. Doch auch hierfür fand sich die Familie nicht bereit.

Am nächsten Morgen führten wir eine Wundreinigung durch und brachten einen Verband an. Inzwischen wurde das Haus von vielen Schaulustigen umringt, weil es äußerst ungewöhnlich war, dass ein Arzt zu den Armen kam. Wir versuchten, weitere Daten zur Vorgeschichte zu erheben.

Beim Besuch am 1. März 1985 erzählte uns FELIZA, dass der Patient in der Nacht kaum geschlafen und erneut unter heftigen Schmerzen gelitten habe. Deswegen habe er versucht, mit dem Küchenmesser selbst schon den Fuß und die überflüssigen Sehen abzuschneiden. Diese Maßnahme hatte jedoch keine Erleichterung gebracht. Wir stellten fest, dass der Patient die Fußhebersehnen am Fußrücken durchtrennt hatte. Nachdem nun nach zähem, insistierendem Fragen die Anamnese halbwegs zutage gekommen war, konnte die Verdachtsdiagnose einer arteriellen Durchblutungsstörung bei Verdacht auf arterielles Verschlussleiden oder auf eine distale, arterielle Thrombose gestellt werden. Ein Hinweis für Diabetes ergab sich klinisch nicht.

Wir entschlossen uns zu einer Wundreinigung und zur Abtragung der Nekrosen. Um jedoch saubere Wundverhältnisse zu schaffen, musste der Eingriff auf eine Vorfußamputation erweitert werden. Bei dem nächsten Wundverbandwechsel am übernächsten Tag war die Wunde bereits über und über von Maden durchsetzt. Wir führten nun über mehrere Tage täglich ein bis zwei Wundverbandwechsel durch und leiteten die Familie des Patienten an, selbst täglich einen Guaveblattaufguss herzustellen und den Fuß darin zu baden. Der Patient wurde zudem antibiotisch abgedeckt und erhielt Schmerzmittel. Nach zwei Wochen war die Wundheilung zufriedenstellend. Als wir das Dorf zwei Monate später verließen, war die Wunde noch nicht vollständig abgeheilt. Der Patient war weit gehend beschwerdfrei. DOMINGO lebte noch ein Jahr und ist dann an den Folgen einer Magenerkrankung gestorben.

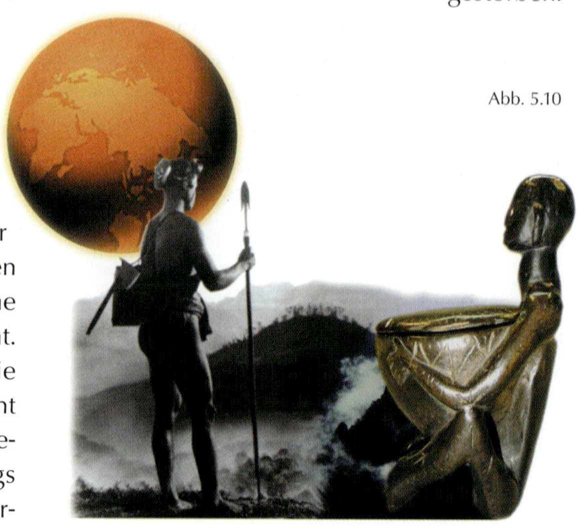

Abb. 5.10

Schmerzbehandlung bei den Igorot (Philippinen)

Der schmerzbringende Ahnengeist: Ahnenkult auf den Philippinen

Die Igorot sind philippinische Bergstämme, die in Nordluzon den Gebirgszug der Cordillera Central besiedeln. Sie sind Bauern, die auf Terrassenfeldern Nassreis kultivieren und unter denen bis Anfang des Jahrhunderts Kapitalverbrechen mit Kopfjagd gesühnt wurde (Abb. 5.10). In den 80er Jahren erforschten wir die traditionelle Heilkunde der Igorot und führten Untersuchungen zu Wahrnehmungsmustern des Körper- und Krankheitserlebens durch.

ESTEBAN CALABA wird aus dem Schlaf gerissen. Ziehende Schmerzen im rechten Unterbauch plagen ihn. Sie sind so heftig, dass sich sein Unterleib zusammenzieht. Bohrende Stiche wechseln mit messerscharfem Zerren. Während er seinen Vater weckt, treten ihm schon die Tränen in die Augen. „Du hast eine Magenverstimmung. Ich mache dir einen Umschlag aus Bananenblättern". Der Vater erhitzt Wasser auf Körperwärme und taucht ein Lendentuch hinein. Er verpackt den Stoff mit einem frischen Bananenblatt und legt diesen Umschlag auf seinen Bauch.

Acht Stunden später ist der Zustand unverändert, noch immer plagen ESTEBAN heftige Schmerzen. Da auch kein Durchfall auftritt, scheint eine ungewöhnliche Krankheit vorzuliegen. Man ruft nach dem **mananambal**, dem Heiler des Dorfes. Der 67-jährige COLANGIT trägt das rote Kopfband, das ihn als hochverdienten Mann des Dorfes ausweist. COLANGIT hat seinen Reichtum stets geteilt und schon viele Verdienstfeste für die Dorfbewohner veranstaltet.

COLANGIT setzt sich neben den Kranken und fragt ihn nach den Geschehnissen der letzten Tage. Er will wissen, wo sich ESTEBAN aufgehalten hat und was er Ungewöhnliches erlebt hat. Hat er etwa seine Seele außerhalb des Dorfes verloren? Er erkundigt sich, ob ESTEBAN in der Nähe einer Wasserstelle, einer Höhle oder eines alten Baumes gewesen ist und ob er dort, wo bekanntlich die Wasser-, Höhlen- und Baumgeister leben, einen dieser Geister verletzt hat. Ist er auf dem Feld gestolpert und hat er unbeabsichtigt einen Feldgeist gestört?

ESTEBAN kann all diese Fragen verneinen und auch andere Hinweise auf eine Verletzung eines Geistes können im Gespräch mit dem **mananambal** nicht gefunden werden. COLANGIT meint: „Ich werde eine Pendeldiagnose durchführen und die Ahnen befragen".

Er geht vor die Hütte und ITING, die Großtante ESTEBANS, begleitet ihn. Mit einer Baumfaser fixiert er seinen Diagnosestein. Es ist einen grünen Kiesel, den er vor Jahren als magisches Objekt unten am Fluss entdeckt hat. Er hockt sich auf einen Stein und murmelt seine Ritualformeln, in denen er die Gemeinschaft der Ahnen um Hilfe bittet, ihm und ESTEBAN beizustehen, und Kontakt mit den Lebenden aufzunehmen (Abb. 5.11). Die Umstehenden wissen, dass der **mansip-ok, (sip-ok** heißt: genau herausfinden, also der, der die Diagnose macht) nun alle in Betracht kommenden Vorfahren der Familie und alle diejenigen Ahnen des Dorfes, die schon als Störenfriede bekannt sind, aufrufen wird und dass sich der **anito,** der Geist des verletzten Verstorbenen, dann durch die Bewegung des Pendels bemerkbar machen wird. COLANGIT stimmt ein monotones Lied an und murmelt dann eine ganze Litanei von Namen. Nach etwa zehn Minuten beginnt der Diagnosestein erst leicht, dann deutlich zu pendeln. Durch das laute Ausrufen des verantwortlichen **anito,** das von immer deutlicheren Pendelbewegungen gefolgt wird, kann der Verursacher der Krankheit benannt werden. COLANGIT steht auf und geht zum Kranken: „Du hast den Geist deines verstorbenen Onkels verletzt. Ich empfehle, drei Schweine für den Ahnen zu opfern."

Die Vorbereitungen sind schnell getroffen und die Opferung für zwei Tage später festgelegt. Dem Kranken geht es in den kommenden Tagen leidlich. Weiter schmerzt der Unterbauch, zeitweise mehr, wobei sich die Bauchdecken härten, teilweise weniger. Zumindest macht sich eine Erleichterung bemerkbar, als die Ursache bekannt geworden ist.

Die Familie von ESTEBAN bringt es für das Opferfest gerade auf zwei fette Sauen und einen Winzling von Jungschwein. Die Schweine werden rituell mit einem Holzpflock getötet. Metall oder schneidende Werkzeuge hätten zur Folge, dass die Seelen der Tiere verletzt würden und nicht mehr ins Dorf zurückkehren würden. Sie gingen für immer verloren und es gäbe keine Nachkommen mehr. Der Rauch der Tiere steigt zu Göttern und Ahnen empor (Abb. 5.12). Es ist dies das Opfer für die Geister. Das Fleisch wird anschließend unter den Dorfbewohnern verteilt. Dann kommt der entscheidende Augenblick: die Umstehenden versammeln sich um die Schüssel mit den

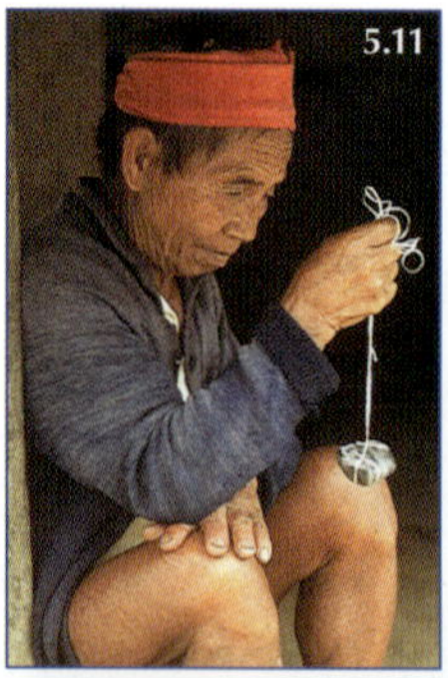
5.11

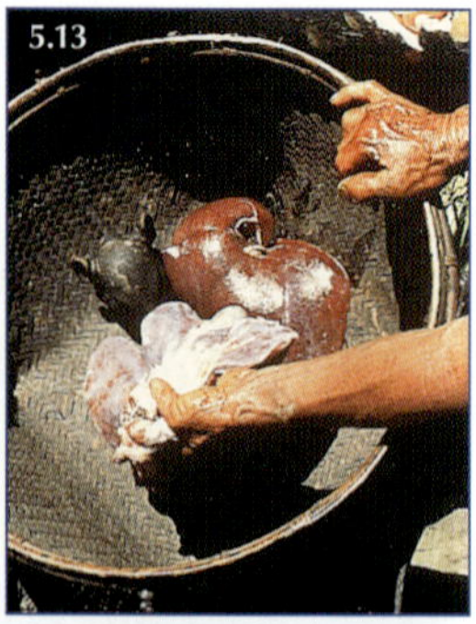
5.13

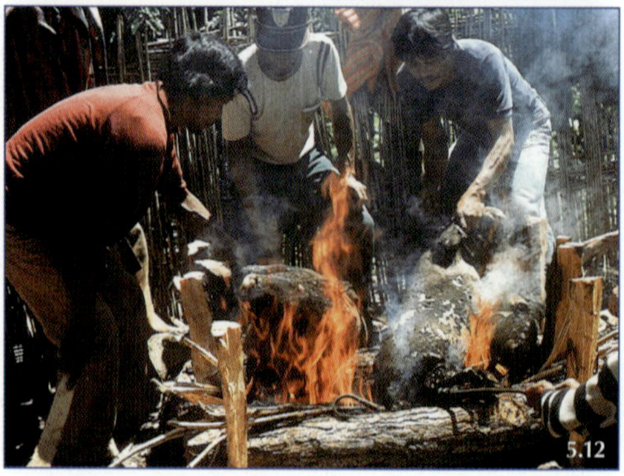
5.12

Innereien der Opferschweine, um die Leberschau vorzunehmen. Sind die Opfer angenommen worden und wird der Kranke genesen können? Alle drei Gallenblasen sind prall gefüllt (Abb. 5.13). Dies ist das erhoffte gute Zeichen, dass die Opfer vom Ahnengeist angenommen wurden. ESTEBAN ist nun erleichtert, die Schmerzen lassen nach. Nach weiteren drei Tagen kann er schon wieder das Krankenlager verlassen.

Abb. 5.14

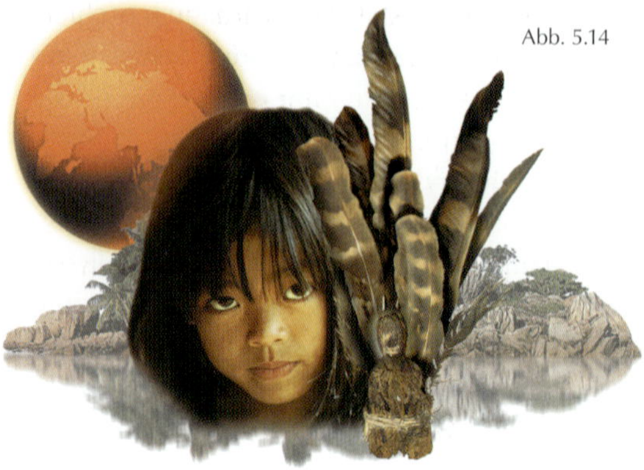

Opfer für Ahnen, Geister, Götter

Der siebenjährige NANONG (Abb. 5.14) leidet seit zwei Wochen an Durchfall. Schon beim Aufwachen verzerrt sich sein Gesicht vor Schmerzen. NANONG versucht, den Schmerz zu unterdrücken, denn es gehört sich nicht, seine Schmerzen durch Schreien oder Klagen zu äußern.

Nachdem die Hausmedizin, das Kauen von Fruchtkernen, versagt hat und nachdem nun die Stühle auch noch blutig werden, ruft man die Familienmitglieder zusammen. Blut im Stuhl ist gefährlich und man vermutet, dass ein missachteter oder verletzter **anito**, ein Ahnengeist, dieses Zeichen gesandt hat, um sich mit NANONGS Krankheit an der Familie zu rächen. „Wir müssen den **man-anap** rufen." **Man-anap** sind die Diagnosespezialisten bei den Kankanaey-Igorot.

Die Familie NANONGS wendet sich an COLANGIT, den bekanntesten Diagnosespezialisten. Er hockt sich unter die Hütte der Familie, befragt NANONG und meint schließlich: „Gebt mir ein Huhn. Ich will es opfern und eine Leberschau abhalten, um zu sehen, ob die Ahnengeister nach diesem Tieropfer wieder zufrieden sind." Der ältere Bruder von NANONG wird ausgeschickt, fängt ein Huhn und bindet seine Beine zusammen. Dann nimmt er Kiefernholz und entfacht ein kleines Feuer unter der Hütte. Er schlägt dem Opferhuhn mit einem Holzstab so lange in den Nacken, bis es tot ist. Man sagt, dass das Schlachten von Tieren mit einem Messer oder anderen scharfen Metallgegenstand die Seele des Tieres so sehr verletzt, dass diese nicht mehr ins Dorf zurückkehrt.

Nach dem rituellen Töten des Huhnes führt COLANGIT wie bei jedem Tieropfer die Leberschau durch. Die Gallenblase ist prall gefüllt. Dies ist das erwartete Zeichen, die Ahnen haben das Opfer angenommen. Doch da sieht der **man-anap** noch ein anderes Zeichen an der Leber. Nicht ein **anito**, ein Ahnengeist, hat die Krankheit verursacht, er sieht, dass die Krankheit durch einen schwarzen Magier verursacht wurde. Die Versammelten verstummen. Der Junge ist also durch einen Schadenszauber getroffen.

Nun kann nur noch der **mantobia** helfen, denn er ist derjenige Spezialist, der einen Gegenzauber gegen schwarze Magie kennt. In der Region ist nur LUNIS ANDISSO stark genug diese Zeremonie durchzuführen. Unter großer Vorsicht und von den übrigen Bewohnern des Dorfes unbemerkt wird der **mantobia** benachrichtigt.

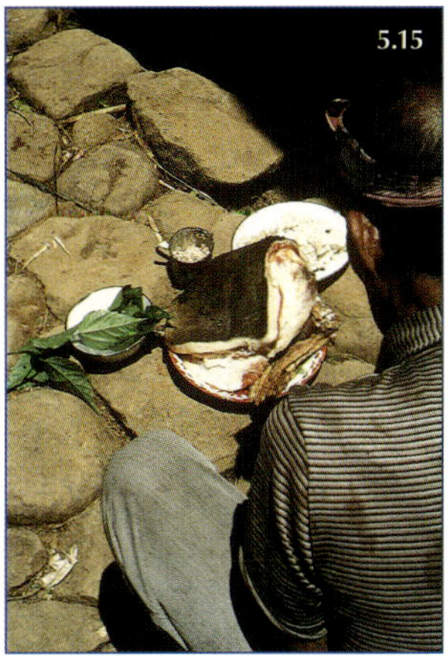
5.15

Drei Tage später – wieder unter größtmöglicher Geheimhaltung – findet LUNIS sich zur Durchführung des Rituals ein.
Als **mantobia** kann er den schwarzen Magier persönlich identifizieren und ihn bei seinem Namen nennen. Er bereitet die Opfergaben (Abb. 5.15): Eine fette Schweineschwarte, einen Teller voll Reis und eine Schale **tapu-ey** (eine Art Bier, das aus Reis und Hefe hergestellt wird). In litaneiartigen Sprechgesängen und stillen Gebeten bittet er die **anitos** um Hilfe. Er sieht in einer Vision, wie ein **mansapo** den Jungen verzaubert hat.

Die Umstehenden rätseln, wer wohl der Auftraggeber ist. Da NANONGS Vater mit einem Nachbarn wegen der Wasserrechte einiger Nassreisfelder im Streit liegt, wird dieser verdächtigt.

Dann berichtet LUNIS in seiner Vision, wie der **mansapo** eine Holzfigur schnitzt, die den Jungen darstellt, und anschließend diese mit den Federn eines großen Vogels schmückt. Dann schildert er, wie der Schadenszauberer magische Pfeile in das Abbild des Jungen bohrt und wie genau in diesem Moment beim jungen NANONG die schweren Darmkrämpfe beginnen.

Genau hier kann LUNIS als Spezialist für weiße Magie seine Fähigkeiten einsetzen. Denn nur er kennt einen wirksamen Gegenzauber. Mit der Kraft seiner Beschwörungen befiehlt er den Geist des Schadenszauberers herbei. Und tatsächlich erscheint dieser kurz darauf für alle sichtbar in der Gestalt einer Fliege an seinem Opfertisch. LUNIS fängt die Fliege geschickt und sperrt sie in ein Bambusröhrchen, das er anschliesend mit einem Stück Stoff fest verschließt.

Er beschimpft nun den Geist des Schadenszauberers und droht ihm für die Freveltat mit Unheil und Rache. Dann setzt er seine Worte in die Tat um: das Bambusröhrchen mit dem gefangenen Geist wird über dem Feuer geröstet, gleichzeitig krümmt der kranke NANONG sich vor Schmerzen. Die Seele des Schadenszauberers versengt in der Glut des Feuers. NANONG ist sofort spürbar erleichtert. In der Folgezeit lassen seine Schmerzen deutlich nach. Die Durchfälle gehen zurück, verschwinden aber nicht ganz. NANONG erlebt seine Erkrankung nach diesem Ritual nicht mehr als bedrohlich. Dies ist der erste und wesentliche Schritt zu seiner Genesung.

Schmerzbehandlung bei den Krahô-Indianern (Brasilien)

Rauch und verlorene Seelen

Das Volk der Krahô-Indianer lebt im nördlichen Zentralbrasilien. Die Region ist ausgesprochen heiß und trocken. Im 3.200 qkm großen Reservat überwiegen Dornbuschsavanne und felsige Hügel. Die **Krahô-Indianer** bewohnen kleine Runddörfer (Abb. 5.16). Sie leben von bescheidenem Feldbau und der Jagd. Für ihre zahlreichen Feste wird die Gruppe der Stammesmitglieder in rituelle Hälften aufgeteilt:

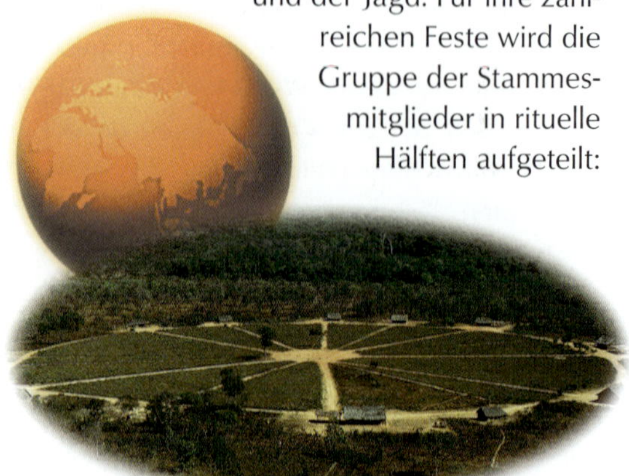

Abb. 5.16

Die eine Hälfte der Bewohner gehört zur Trockenzeit **wakmenyê,** die andere zur Regenzeit **katamyê.** Ganz besonders zeichnen sie sich durch ihre friedfertige und auf Konsens ausgerichtete Lebensweise aus. Die Krahô-Indianer leben in einer Existenzgemeinschaft mit den Seelen der Toten. Diese Seelen bewohnen den Körper und geben ihm die nötige Kraft zum Leben. Entweicht die Seele, wird der Körper schwach und krank. Bleibt sie zu lange fern, stirbt der Mensch. Die Krankheiten werden in der Regel zunächst selbst nach eigenem Gutdünken behandelt. Hierzu findet eine Vielzahl von Kräutertees und Aufgüssen Anwendung. Bei mangelndem Erfolg wird ein Heiler aufgesucht.

Der Junge **Kuhêkê** wachte eines Morgens mit heftigen Kopfschmerzen auf. Er konnte sich nicht recht erklären, woher diese herrühren sollten. Sein Vater **Katxêt** fragte ihn, wovon er denn letzte Nacht geträumt hätte. Er sagte, er habe von einer Gürteltierjagd geträumt. **Kuhêkê** war für das selbständige Jagen noch zu jung, war aber ein schneller Läufer und träumte davon, bald ein erfolgreicher Jäger zu sein. Schnelle Läufer und gute Jäger genießen hohes Ansehen, vor allem bei den Frauen. **Kuhêkê** beschrieb die Kopfschmerzen so, als stecke ein Messer im Hinterkopf. **Katxêt** entschloss sich zu einem Tee aus Blättern des **akryt-**Baumes (Cashew). Diesen ließ er seinen Sohn trinken und als Lotion auf den Kopf auftragen. **Kuhêkê** legte sich hin und verspürte nach zwei Stunden kein Nachlassen der Kopfschmerzen. Daraufhin brühte **Katxêt kadlehô-** und **patí-**Blätter auf und verabreichte den warmen Tee in gleicher Weise.

Als die Kopfschmerzen immer noch nicht nachließen, wandte sich **Katxêt** an den Heiler **Yõkaprêk.** Dieser setzte sich gesammelt vor **Kuhêkê** und sprach ganz ruhig eine Weile mit ihm, um ein Gefühl dafür zu bekommen, was mit dem Jungen los sein könnte. Nun stand er auf und wies die

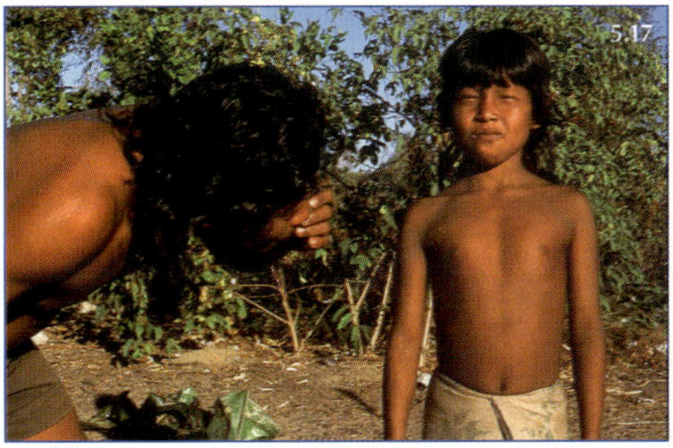

5.17

Mutter **Amtxôkhwyi** an, eine Pfeife für ihn zu fertigen. Sie nahm mehrere frische Blätter der **Piacabapalme** und drehte sie kunstvoll zu einer tütenförmigen Pfeife, die für die Diagnose des Heilers unerlässlich ist. Die frischen Blätter verhindern, dass die Pfeife zu heiß wird bzw. anbrennt. Für jede Behandlung muss eine frische Pfeife gedreht wer-

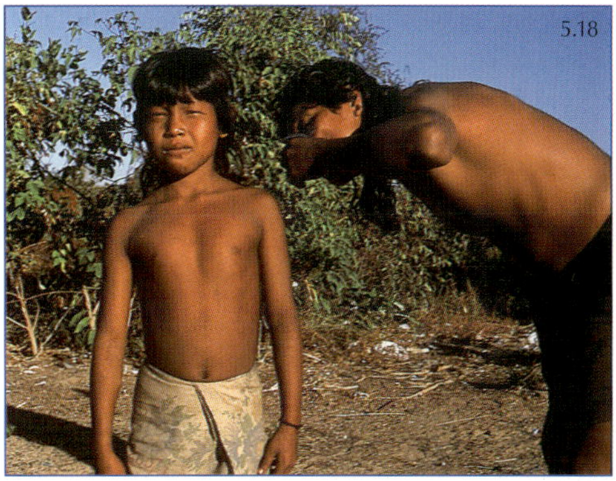

5.18

den. **Yõkaprêk** füllte Tabak in die Pfeife und rauchte wild qualmend. Nur mit dem Tabakrauch könne er sehen, worin die Krankheitsursache liege. Er blies mehrfach Rauch in seine Hände und auf den Jungen. Die rauchgefüllten Hände legte er auf Kopf und Hals, Brust und Bauch, Rücken und Oberarme. Dieses Vorgehen wiederholte er dreimal; jedes Mal spielte der Rauch eine wichtige Rolle, ohne dass der Heiler dadurch in Trance geriet (Abb. 5.17 - 5.19). Nach einer knappen halben Stunde erklärte **Yõkaprêk** dem Jungen und seinen Eltern, dass sich die Seele nicht mehr im Körper befinde. Der Körper sei an mehreren Stellen offen, so dass die Seele durch die Öffnung entweichen konnte, denn an diesen Stellen war der Körper besonders heiß.

Die Seele ist wie ein menschliches Abbild, aber unsichtbar. Nur die Heiler können sie dank des Rauchens sehen und mit ihr sprechen. Er musste sich also aufmachen, die entwichene Seele im Wald aufzusuchen und wieder in den Körper zurückzuführen. Yõkaprêk verschwand für eine gute Stunde im Wald, der an das Dorf grenzte. Bei der Rückkehr hielt er in beiden Händen die Seele geschlossen und steuerte direkt auf **Kuhêkê** zu. Er wies **Amtxôkhwyi** nochmals

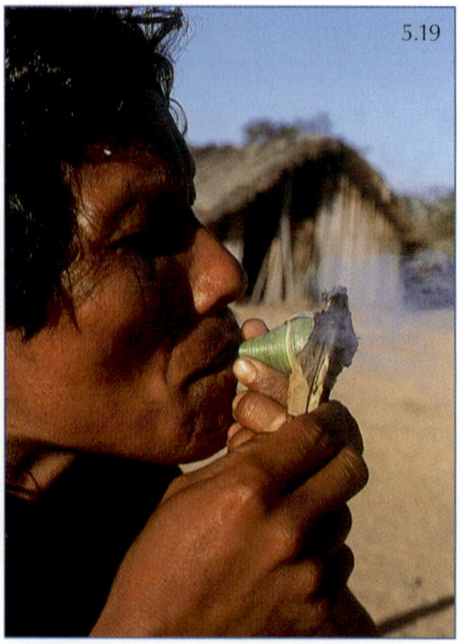

5.19

an, ihm die Pfeife anzuzünden und in den Mund zu stecken. Sodann blies er mit viel Rauch die Seele am Kopf in den Körper zurück. Anschließend sagte er, er hätte zudem gesehen, dass **Kuhêkê** den Kopf eines Gürteltieres gegessen hätte und er dies in Zukunft nicht mehr tun sollte. **Kuhêkê** erzählte von dem Traum mit der Gürteltierjagd und dass er danach mit seinen Freunden das Gürteltier auf dem Feuer geröstet hätte. Dabei hätte er tatsächlich den Kopf gegessen. **Yõkaprêk** nickte freundlich und verließ die Hütte. Am folgenden Tag waren die Schmerzen verschwunden.

Diese Geschichte wurde von meinem Doktoranden, Herrn Marco de Carvalho, nach seinen Forschungsaufzeichnungen aus Brasilien verfasst.

Schmerzbehandlung bei den Lahuaytambos (Peru)
Das Ritual von Lahuaytambo

Das von den Inkas gegründete Bergdorf **Lahuaytambo** (Abb. 5.20) liegt in den Anden Perus auf einer Höhe von 3500 m über dem Meeresspiegel. Seine Bewohner sind Bauern, die auf den von Inkas angelegten und mit Bewässerungskanälen versorgten terrassierten Feldern Mais, Getreide, Bohnen und Kartoffeln anbauen oder Hirten, die Schafe und Ziegen hüten, sich Federvieh halten und selten einmal in den Besitz einer Kuh gelangen. Herr Kuhnigk führte 1999 eine kulturvergleichende Feldforschungsstudie zur Körperwahrnehmung und zum Krankheitserleben der Dorfbewohner durch. Er begleitete den Heiler des Dorfes bei seinen Krankenbesuchen und traditionellen Heilriten.

Der 32-jährige **Raul Chuquisana** hatte seit mehreren Tagen starke Flankenschmerzen. Er konnte nicht mehr zur Arbeit auf die Felder gehen und lag warm angekleidet im Bett. Als Raul eines Morgens fast schwarzen Urin ließ, befand die Familie, dass man **Mayta Durán,** den Heiler aus **Lahuaytambo** rufen müsse. Die Bewohner des Dorfes bezeichnen **Mayta** als ihren **Curandero**. Er selbst nennt sich **Messias.**

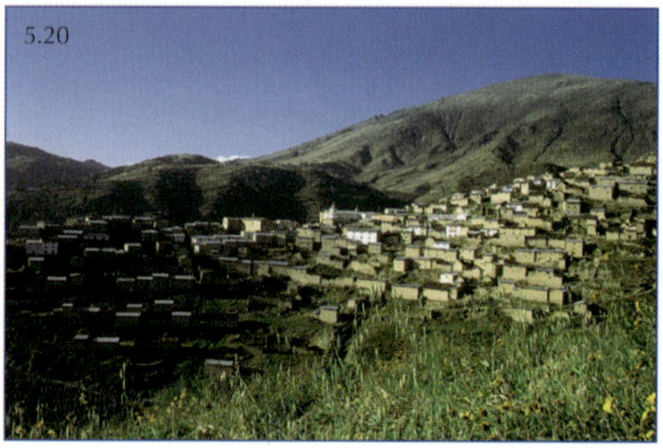

5.20

Die Verwandten berichten aufgeregt die Vorgeschichte der Erkrankung. Dann bereitet **Messias** den Krankenbesuch vor: Er verstaut seine Hilfsmittel in einem kleinen Säckchen, packt das Ritualtuch ein und eilt zum Haus des kranken **Raul.** Der beschwerliche Weg durch das unwegsame Gelände der Anden dauert drei Stunden.

Der Patient scheint in einem schlechten Zustand zu sein und **Messias** entschließt sich rasch, eine in der Region weit verbreitete Art der Heilung durchzuführen: das **Meerschweinchenritual.** Das hierzu benötigte lebende Meerschweinchen hat er vorsichtshalber selber mitgebracht. Zuerst breitet der **Curandero** seinen Arbeitstisch **mesa** vor, auf dem er seine Hilfsmittel bereitlegt: eine Kerze, ein Metallspieß, eine Flasche **Pisco** (peruanischer Traubentrester), einige Coca-Blätter sowie eine Rasierklinge. Der Heilmethode liegt die Vorstellung zu Grunde, dass beim Bestreichen des entkleideten Patienten die schlechte Energie der Krankheit auf das Meerschweinchen übergeht. Dadurch tritt eine erste Linderung ein. Dem Patienten werden die schlimmsten Schmerzen genommen. Das Meerschweinchenritual dient aber vor allem einem diagnostischen Zweck: Die schlechte Energie, die vom Kranken auf das Tier übergeht, verändert seine Organe und der Heiler kann nach dem Ritual im Körper des Tieres wie in einem Buch die Krankheitsursache lesen.

Während sich der Patient entkleidet, zündet sich der **Curandero** eine Zigarette an, kaut ein paar Coca-Blätter und pustet dreimal den Rauch über den Patienten. Danach besprenkelt er ihn mit dem Alkohol. Noch ist nicht eindeutig klar, ob die Erkrankung von bösen Geistern ausgelöst wurde. Wäre dies der Fall, so sollen Alkohol und Zigarettenrauch den Heiler vor Ansteckung schützen. „Das Kauen der Coca-Blätter stärkt außerdem meine Abwehrkräfte", erklärt der **Curandero**. Er reibt nun das Tier über den gesamten Körper des Patienten (Abb. 5.21). Immer wieder murmelt er Gebete, bis letztlich das Tier an dem Körper des Patienten verstirbt. Ein gutes Zeichen, so der Heiler. Die Energie ist nun vollständig auf das Tier übergegangen.

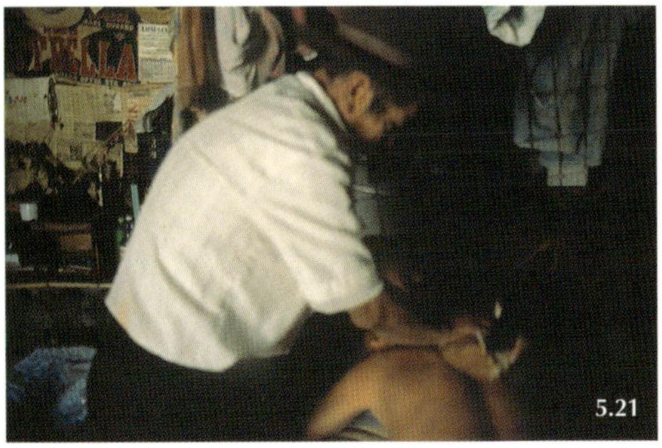

5.21

Das Tier wird auf dem vorbereiteten Tisch ausgebreitet und mit der Rasierklinge der Länge nach aufgeschnitten. Die Suche nach der eigentlichen Krankheitsursache kann beginnen (Abb. 5.22).

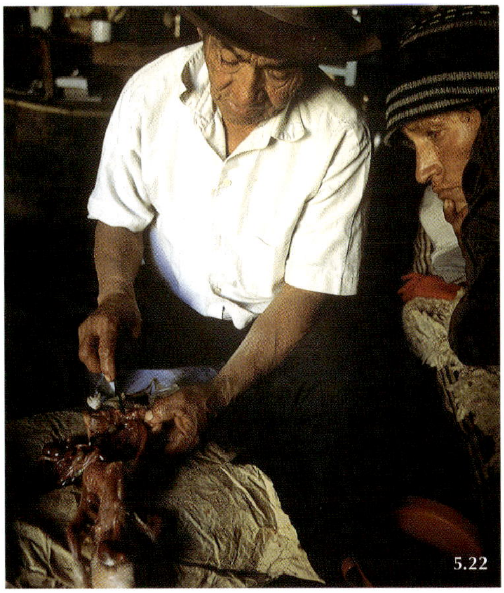

5.22

Im Arzt-Patienten-Gespräch erläutert **Messias** dem Patienten jede Auffälligkeit. Immer wieder entnimmt er ein Stück Fettgewebe, welches sich an dem jeweiligen Organ befindet und verbrennt es über der im Dunkeln des Raumes flackernden Kerze. „Es ist wichtig, wie das Fett verbrennt", sagt er, „hierdurch sehen wir, ob es sich eher um eine normale Krankheit handelt oder um **bucheria** (Hexerei). Verbrennt das Fett in einer sprühenden, grünen Flamme, so haben wir es mit bösen Geistern zu tun". Doch nichts dergleichen passiert und seine Erleichterung ist ihm anzusehen. **Messias** inspiziert jedes Organ und befragt gleichzeitig den Patienten. Da die Gallenblase groß ist, schließt er auf einen cholerischen Charakterzug des Patienten. Auch die Verhärtung der Leber des Meerschweinchens fällt auf und führt zu der Frage, ob der Patient viel Alkohol trinke. In der Tat, **Raul** kann diese Frage nicht verneinen. **Messias** findet nun noch eine Verknotung am Mageneingang des Meerschweinchens und die Frage nach immer wieder auftretendem sauren Aufstoßen wird bejaht. Schließlich entdeckt **Messias** auf beiden Nieren des Tieres weiße Flecken und deutet diese als Grund für eine Infektion der Nieren. Diese ist letztendlich die Ursache für die Flankenschmerzen.

Die Flecken werden sorgfältig entfernt und das Tier gewissenhaft zugenäht. Das Ritual ist beendet. Aus seinem Beutel entnimmt der **Curandero** Heilkräuter und erklärt dem Patienten, wie er diese in der nächsten Zeit als Tee zubereiten und zu sich nehmen soll. Das Meerschweinchen aber, das die Krankheitsenergie in sich trägt, wird weit ab vom Dorf vergraben, an einer Stelle, an der es keinen Schaden mehr anrichten kann. Um zu verhindern, dass die Energie wieder entweichen kann, ordnet **Messias** an, die oberste Schicht kurz unterhalb der Oberfläche mit Eisenstangen und mit Steinen zu sichern.

Die ersehnte Schmerzfreiheit tritt nach einigen Tagen ein.

Diese Geschichte wurde von meinem Doktoranden, Herrn Mirko Kuhnigk, nach seinen Forschungsaufzeichnungen aus Peru verfasst.

Zahnschmerz in Cabuntog (Südphilippinen) Die Jagd nach dem schmerzenden Zahnwurm

Die Vorstellung, dass Zahnschmerzen auf nagende Zahnwürmer zurückzuführen sind, taucht um 1800 v. Chr. in Mesopotamien auf, verbreitet sich in ganz Europa und ist hier vom Altertum bis in die Mitte des 19. Jahrhunderts nachweisbar (Abb. 5.23). Eine der bekanntesten und besonders schönen Abbildungen des Zahnwurms ist die aus dem Jahre 1780 stammende Elfenbeinschnitzerei aus Südfrankreich. Sie zeigt einen bohrenden Wurm in seiner Zahnhöhle. Die Vorstellung vom Zahnwurm ist zu Beginn

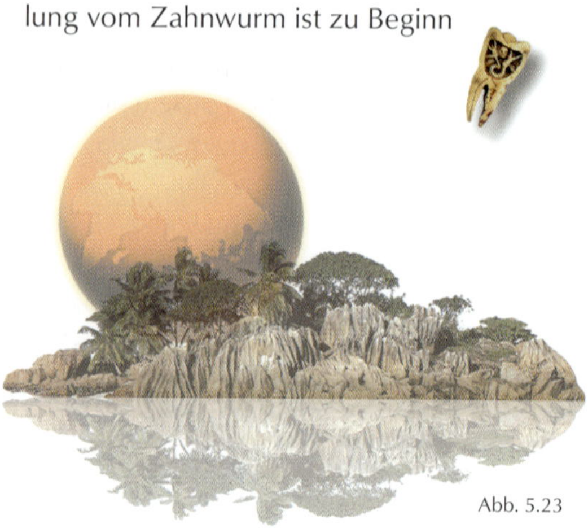

Abb. 5.23

des 20. Jahrhunderts noch in Russland, Nordafrika und Südamerika lebendig. Um den Zahnwurm in der heutigen Zeit noch zu entdecken und seine Bekämpfung mitzuerleben, führte uns eine Forschungsreise im Jahr 1988 zu den Cabuntogueños, Fischern der philippinischen Insel Siargao.

In Cabuntog arbeiten die 67-jährige Heilerin CELERENA GLORIA und ihre 49-jährige Tochter FLORA CONCIGO als Spezialisten zur Behandlung von Zahnschmerzen, Zahnruinen und Zahnlöchern. Die traditionelle Zahnbehandlungsmethode, **hingoyod,** ist das Räuchern und Ausspülen des (Zahn-) Wurms, **goyod.** Die Zahnspezialistinnen werden deswegen **manhingoyod sa ngipon,** „Wurmspüler der Zähne", genannt. Seit vier Generationen ist das Wissen um die Methode zur Zahnbehandlung in der Familie der Heilerin über die mütterliche Linie weitergegeben worden. Im Ort Cabuntog sind sie die Einzigen, die Zahnbehandlungen durchführen. Der nächste Spezialist wohnt etwa 10 km entfernt in Santa Fe. Die Zahnbehandlungen führen sie in ihrem Haus durch, wobei ein günstiger Platz in der Nähe der Herdstelle ist.

Die Spezialistin benutzt zur Zahnbehandlung besondere Hilfsmittel: eine Schüssel mit Wasser als Spülflüssigkeit, eine Spülglocke mit einem Spülrohr, ein Metallplättchen, das erhitzt wird, einen Ständer für das Metallplättchen, Kokosnussöl und die Samen der **bringenas-**Frucht **Solanum nigrum L.** Der „Räucherungstrichter" bzw. die „Spülglocke" besteht auf der Insel Siargao aus einer halbierten Kokosnussschale, in die zentral ein daumendickes Bambusrohr als „Spülrohr" eingesetzt ist. Eine zweite kleinere, ebenfalls halbierte Kokosnussschale dient als Ständer. Damit das Metall sicher aufgelegt werden kann, ist die Schale an der Oberseite abgeflacht. Zuerst wird die Schüssel etwa drei Finger hoch mit Wasser gefüllt und der Ständer mit der abgeflachten Rundung nach oben gelegt, so dass er aus dem Wasser herausragt. Dann öffnet die Heilerin die kleinen gelben bis roten **bringenas-**Früchte des niedrig wachsenden **Solanum nigrum L. (Fam. Solanaceae),** dem schwarzen Nachtschattengewächs, und löst die Samenkerne sorgfältig aus der Schale. Nachdem der Patient vor der Schüssel Platz genommen hat, wird die kleine Metallplatte im Feuer erhitzt und auf den Ständer gelegt. Die Samen werden zum Antrocknen auf die Metallplatte gebracht. Einige Samen platzen durch die Hitze und springen weit weg, andere verbrennen. Eilig wird **lana,** Kokosnussöl, auf das heiße Eisen gegossen, worauf eine heftige Qualmentwicklung einsetzt.

Nun stülpt die Spezialistin schnell die Spülglocke über die qualmende Platte, so dass ihr Rand in das Wasser eintaucht. Sie fordert den Patienten auf, das Bambusrohr der Spülglocke an den erkrankten Zahn zu bringen, um den Zahnwurm zu beräuchern. Nach kurzer Zeit wird der Zahnkranke angehalten, das Wasser durch die Spülglocke anzusaugen und den Mund umzuspülen (Abb. 5.24). Nach jeder Mundspülung bläst der Patient durch die ins Wasser eintauchende Spülglocke. Das Spülwasser wird nachgegossen oder häufiger gewechselt, wobei kontrolliert wird, ob bereits Zahnwürmer ausgetreten sind.

Tatsächlich stellt sich vor dem staunenden Publikum bald der Erfolg ein: kleine, 2-3 mm lange, weiße Würmchen schwimmen im Wasser. Sie besitzen einen schwarzen Kopf und einen zweigeteilten Schwanz (Abb. 5.25). Der Spülvorgang wird mehrmals wiederholt, da manche Würmer erst nach mehreren Versuchen ausgetrieben werden. Dabei wird streng darauf geachtet, dass alle Zahnwürmer entfernt werden. Bleibt das Spülwasser klar, ist die Heilbehandlung beendet. Der Patient wird entlassen, befreit von Zahnwürmern und Zahnschmerz.

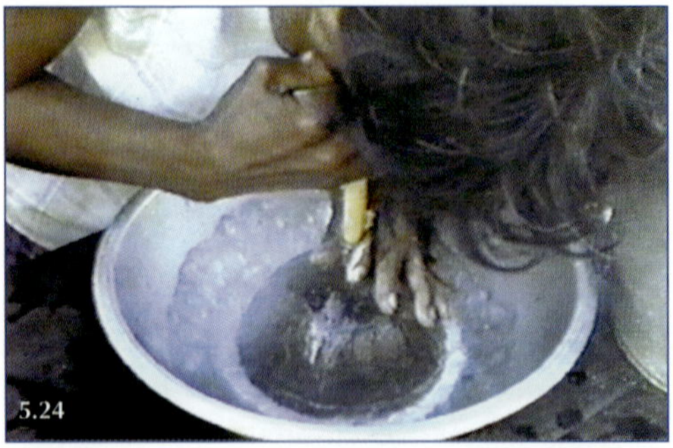

5.24

Zunächst einmal taucht die Frage auf, welchen Ursprung die Zahnwürmer haben. Den allein kennt die Heilende: Es sind die spontan keimenden Samen einiger Pflanzen, wie z. B. dem Nachtschattengewächs **Solanum nigrum** oder dem Bilsenkraut. Bedingt durch Wärme und Feuchtigkeit innerhalb der Apparatur bricht der Keim aus dem Samenkorn heraus und wird durch den Spülvorgang ins Wasser geschwemmt – wo er dann als Zahnwurm erscheint.

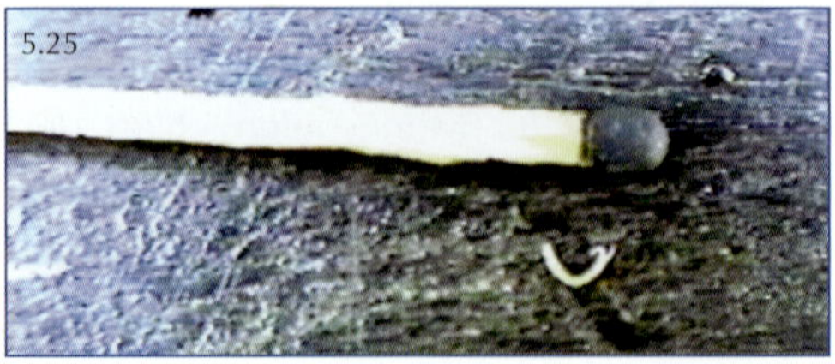

5.25

Eine mögliche Erklärung für die Schmerzwirkung mag in der Wirksamkeit des Nachtschattengewächses liegen, bei dem TAVERA (1892) eine narkotische und antispastische Wirkung festgestellt hat. Er erwähnt weiter, dass parasympathikolytische Wirkungen wie bei **Belladonna** aufträten, die bis zur Pupillenerweiterung führen.

Schmerzen in der ärztlichen Praxis

Diese Schrift handelt vom Unterschied des Schmerzbegriffs, den die Allgemeinbevölkerung und demjenigen, den die Ärzte anwenden und von den Unterschieden der Schmerzbewältigungsstrategien einzelner Volksgruppen. Die unterschiedlichen Schmerzbegriffe und Assoziationen zum Schmerzbegriff zwischen Ärzten und der Allgemeinbevölkerung führen zu Missverständnissen in der Verständigung. Welche Konsequenzen ergeben sich aus den dargelegten Erkenntnissen für die ärztliche Praxis? Im Folgenden sollen nur allgemeine Hinweise gegeben werden, da die Ausarbeitung differenzierter Behandlungsrichtlinien erst in der empirischen Erprobung steht.

Diagnostik

Die Unterscheidung zwischen einer normalen Schmerzreaktion, einer Schmerzkrankheit oder einer gestörten Schmerzerlebnisreaktion erfordert eine genauere Diagnostik. Dabei sollte Folgendes berücksichtigt werden:

- Besonders junge Patienten ohne medizinische Ausbildung erleben ihre Schmerzen stärker emotional und weniger somatisch.
- Nicht die Patienten mit einem emotionalen Schmerzerleben haben einen eigenartigen Schmerzbegriff, sondern wir Ärzte mit einem rein somatischen Schmerzbegriff. Zurückhaltung und offene Aufmerksamkeit sind die angemessenen Reaktionen auf emotionale Schmerzäußerungen.

Störungen des Schmerzerlebens

Seelische Schmerzen treten bei seelischen Verletzungen in der Kindheit, posttraumatischen Belastungsstörungen (PTBS), mangelnder familiärer oder gesellschaftlicher Anerkennung, bei Mobbing und Bossing am Arbeitsplatz, bei Asyl und Migration und bei kultureller Entwurzelung auf. Dies sind Ursachen für Krankheitsbilder, in denen auch in unserer Gesellschaft Sorge, Ratlosigkeit, Hilflosigkeit und Angst offenbar werden und die Schmerzlichkeit des Schmerzerlebens im Vordergrund steht.

Eine **abnorme Schmerzerlebnisreaktion** liegt vor, wenn Intensität und Dauer der Schmerzen von der Norm abweichen. Viele chronische Schmerzpatienten leiden unter solchen anhaltenden Störungen im Schmerzerleben. Dabei sei daran erinnert, dass die Schmerzlichkeit des Schmerzerlebens dadurch definiert ist, dass der vorgestellte oder tatsächliche Verlust einer körperlichen Funktion als schmerzhaft beurteilt wird. Bei den **Störungen der Schmerzerlebnisreaktion** wird diskutiert, ob eine körperliche oder seelische Funktionsstörung, die mit Hilflosigkeit und Kontrollverlust verbunden ist, so in den Vordergrund des Erlebens rückt, dass die Kranken nicht nur ihre Situation als schmerzlich empfinden, sondern dass sie selbst von dieser Schmerzlichkeit erfasst und überwältigt werden.

Als Hinweiszeichen einer **gestörten Schmerzerlebnisreaktion** gelten:

- Schmerzen, die wie beim Ganzkörperschmerzsyndrom nicht lokalisierbar erlebt werden,
- Schmerzen, die auf Analgetika nicht ausreichend ansprechen. Diese sind überwiegend emotional (und nicht topographisch) strukturiert. Bei emotionalen strukturierten Schmerzen sollte nach den individuellen Ursachen und dem Grund des emotionalen Schmerzerlebens geforscht werden, auch wenn die Antwort zunächst „nur" eine Laienerklärung individuell erlebter Schmerzen ist.

Folgende Fragen sollten geklärt werden:

- Gibt es einen Anhalt für: Verletzungen in der Kindheit, posttraumatische Belastungsstörungen (PTBS), mangelnde familiäre oder gesellschaftliche Anerkennung, Mobbing und Bossing am Arbeitsplatz, Asyl und Migration und kulturelle Entwurzelung?

- Ist der Patient ausreichend aufgeklärt, welches Schmerzkonzept und welche (kulturellen) Schmerzbewältigungsstrategien wendet er an, wie stark ist seine Kontrollüberzeugung?

- Statt der Frage: „Wo schmerzt es denn?" kann die Frage: „Was schmerzt Sie an Ihrer Krankheit denn so?" oder „Warum schmerzen diese Beschwerden so?" weiterhelfen.

Therapie

Der praktizierende Arzt behandelt Schmerzsyndrome bisher mit einer differenzierten medikamentösen Schmerztherapie, über die eine umfangreiche Literatur existiert. An dieser Behandlungsart wird sich in der Praxis nichts ändern, denn sie nimmt dem Schmerz die Schmerzhaftigkeit. Diese Art der Schmerztherapie sollte allerdings von einer gezielten Beeinflussung des Schmerzerlebens begleitet werden. Um dem Schmerz auch die Schmerzlichkeit zu nehmen sind allgemeine und besondere Regeln zu berücksichtigen, wobei der Stärkung der Kontrollüberzeugung entscheidende Bedeutung zukommt (Kap. 3.4)

Im Allgemeinen wird das Schmerzerlebens schon dadurch verbessert, dass die Grundbedürfnisse des Denkens und Erlebens erfüllt werden: Eine kognitive Ordnung erstellen oder wiederherstellen, d.h. den Schmerz erklären, dem Schmerz einen Sinn geben, die Hilflosigkeit reduzieren und die Kontrollüberzeugung stärken, die Schuld nehmen und mögliche Formen gesellschaftlicher und familiärer Anteilnahme (Social Support) erläutern. Je nach Erkrankungsbild und individueller Veranlagung (Patienten mit einer rationalen oder emotionalen Schmerzbewältigungsstrategie) werden wenige Aufklärungssätze oder intensive Gespräche nötig sein.

Ein hoher Anteil des emotionalen Schmerzerlebens ist Ausdruck einer besonderen Reflexion der Lebensumstände und einer mangelnden Kontrollüberzeugung und erfordert in der Schmerztherapie besondere psychologische Behandlungsstrategien zur Stärkung der Kontrollüberzeugung.

1. Die Herkunft, der physiologische Vorgang und die Möglichkeit der Schmerzbeeinflussung werden erklärt.

2. Die vom Patienten im Schmerzzustand erlebte Störung der Gesundheit, die Unordnung, wird als natürlicher Prozess erläutert: Nach wissenschaftlicher Ansicht besteht der Sinn des Schmerzes darin, eine Gesundheitsstörung zu bemerken, ärztliche Hilfe in Anspruch zu nehmen und mittels des Schmerzes die Gesundheitsstörung lokalisieren zu können. Ist die Diagnostik abgeschlossen und die Diagnose gestellt, ist der Schmerz in medizinischer Sicht sinnlos geworden, es sei denn, er ist noch für die Beobachtung von Zustandsänderungen einer akuten Erkrankung nötig.

3. Die Kontrollüberzeugung wird durch Aufklärung und durch einfache Aufgaben gestärkt. Wesentlich ist die Aufklärung über Maßnahmen der Schmerzreduktion, die der Patient auch ohne die Medikamente erreichen kann:

- **äußere Ablenkung**
  Den Patienten soll bewusst werden, welche Ablenkungsstrategien sie schon kennen und unbewusst einsetzen.

- **innere Ablenkung**
  Schmerzpatienten erkennen die Bedeutung der Aufmerksamkeit für ihr Schmerzerleben, einschließlich der Hinwendung auf die angenehmen Urteile über die Gegenstände und Situationen ihres Lebens.

- **Einfluss der Gedanken**
  Die Wirkung negativer Gedanken bei Schmerzen werden aufgezeigt. Der Einfluss der Gedanken auf das Schmerzerleben wird verdeutlicht.

- **Gate Control Einfluss**
  Schmerzpatienten erlernen die verschiedenen Kontrollmöglichkeiten,

die eine individuelle Schmerztoleranz steuern.

- **Imaginative Methoden**
  Schmerzpatienten werden mit den Methoden der Imagination vertraut gemacht.

- **Einsatz unterstützender Anwendungen bei körperlichen Schmerzen**
  Wärme-, Kälteanwendungen, Rotlicht, Bewegungstherapie, Maßnahmen der angemessenen Körperhaltung bei schwerem Heben und Tragen, Vermeidung von Zwangshaltungen.

- **Diätvorschriften**

- **Gewissenhafte Einnahmevorschriften der Schmerzmedikamente**
  Die Ritualisierung der Medikamenteneinnahme und die Vorgabe streng einzuhaltender Einnahmevorschriften können die Kontrollüberzeugung stärken.

4. **Schuld nehmen**
   Einfache Schuldvorwürfe können im ärztlichen Aufklärungsgespräch beseitigt werden. Permanente oder persistierende Selbstvorwürfe weisen auf einen krankhaften Prozess hin, der eine fachärztliche psychosomatische, psychologische oder psychiatrische Behandlung erfordert.

5. **Formen gesellschaftlicher und familiärer Anteilnahme (Social Support)**
   Familienangehörige, Verwandte und Freunde, wie das soziale Umfeld, haben bei jeder Schmerzkrankheit, die nicht durch eine einfache Einnahme von Schmerzmedikamenten zu beherrschen ist, Aufgaben zu erfüllen, die ihnen erklärt werden müssen.

Literatur

Abu-Saad, H. (1984)
Cultural group indicators of pain in children.
Maternal-Child Nursing Journal, 13, 187-196

Andrews, M. M.; Boyle, J. S. (1999)
Transcultural concepts in nursing care.
3rd ed., Lippincott, Philadelphia

Bandura, A. (1978)
Self-efficacy. Toward a unifying theory of behavioral change. Adv. Behav. Res. Ther. 1, 139-161

Calatrella. R. L. (1980)
The Hispanic concept of illness:
An obstacle of effective health care management?
Behavioral Medicine 7(11), 23-28

Chapman, W. P.; Jones, C. (1944)
Variations in cutaneous and visceral pain sensitivity in normal control subjects.
Journal of Clinical Investigations 23, 81-91

Clark, W. C.; Clark S. B. (1980)
Pain responses in Nepalese porters.
Science 209, 410-412

Crawford, H. J. (2002)
Why Can´t Every One Control Pain with Hypnotic Analgesia? Der Schmerz 16(Supp. 1)11

Descartes, R. (1692)
Passiones animae. III, Art. 211. Lat. Ausg. Amsterdam

Debus, G. (1977)
Gefühle. In: Handbuch psychologischer Grundbegriffe. Hrsg.: T. Herrmann; P.R. Hofstätter; H.P. Huber; F.E. Weinert. Kösel, München p. 156-168

Dürholtz, D. (1993)
Zur Kommunikation zwischen Arzt und Patient.
Bd./Vol. 573 Europäische Hochschulschriften Reihe III
Geschichte und Hilfswissenschaften
1. Aufl., Peter Lang, Frankfurt

Encandela, J. (1993)
Social science and the study of pain since Zborowski:
A need for a new agenda.
Social Science Medicine, 36(6), 783-791

Engel, J.; Hoffmann, S. O. (2003)
Transkulturelle Aspekte des Schmerzerlebens.
In: Handbuch Chronischer Schmerzen.
Hrsg: U. T. Egle; S. O. Hoffmann; K. A. Lehmann;
W. A. Nix. Schattauer Verlag, Stuttgart, New York

Häuser, W. (2002)
Das älteste Analgetikum und ein empirisch validiertes
Verfahren in der Therapie akuter und chronischer
Schmerzen? Der Schmerz 16(Supp. 1)11
Hardy, J. D.; Wolff, H. G.; Goodell, H. (1952)
Pain Sensations and Reactions.
Baltimore, Williams & Wilkens

Hauschild, T. (1982)
Der böse Blick - Ideengeschichtliche und
sozialpsychologische Untersuchung. Beiträge zur
Ethnomedizin, Ethnobotanik und Ethnozoologie VII.
2. Aufl.,Verlag Mensch u. Leben, Berlin

Heller, G. (1977)
Die kulturspezifische Organisation körperlicher
Störungen bei den Tamang von Cautara/Nepal. In:
Ethnomedizin. Hrsg.: G. Rudnitzki; W. Schiefenhövel;
E. Schröder. 1. Aufl., Kurth, Barmstedt 1977 p. 37-52

Heller, G. (1985)
Krankheitskonzepte und Krankheitssymptome.
Eine empirische Untersuchung bei den Tamang
von Cautara/Nepal zur Frage der kulturspezifischen
Prägung von Krankheitserleben.
Medizin in Entwicklungsländern Bd 18.
1. Aufl., Lang, Frankfurt, Bern, New York, Nancy

Hilbert, R. A. (1984)
The acultural dimensions of chronic pain: Flawed
reality construction and the problem of meaning.
Social Problems, 31, 365-378

Janz, H. W. (1972)
Geistesgeschichtliche Fragen
zur Schmerzbekämpfung.
In: Schmerz. Grundlagen, Pharmakologie, Therapie.
Hrsg: R. Janzen; W.D. Keidel; A. Herz; C. Streichele.
1. Aufl., Thieme, Stuttgart p. 182-183.

Janzen, R.; Keidel, W. D.; Herz, A.; Streichele, C.
(Hrsg.) (1972) Schmerz. Grundlagen, Pharmakologie,
Therapie. 1. Aufl., Thieme, Stuttgart

Jones, R. A. (1977)
Self-fulfilling prophecies. 1st ed.,
Lawrence Erlbaum Associates, Hillsdale (New Jersey)

Kohnen, N. (1978)
Denn die Arztkunst ist der Anblick der Gesundheit.
Krankheit und Behandlung aus aristotelischer Sicht.
Dtsch. Ärztebl. 75, 1676-1679

Kohnen, N. (1986a)
Igorot. Alltag und traditionelle Wege des Heilens
bei philippinischen Bergstämmen.
1. Aufl., Triltsch, Düsseldorf

Kohnen, N. (1986b)
Totenriten bei den Igorot-Bergvölkern (Philippinen)
als Formen der Angstbewältigung.
In: Sterben und Tod. Eine kulturvergleichende Analyse.
Hrsg.: D. Sich; H. H. Figge; P. Hinderling.
Curare. Sonderband 4/85, Vieweg, Braunschweig,
Wiesbaden p. 177-190

Kohnen, N. (1989)
Schmerzerleben der Cabuntogueños: Faktoren des
Schmerzes in einer philippinischen Fischergruppe.
In: Schmerz - interdisziplinäre Perspektiven.
Hrsg.: K. Greifeld; N. Kohnen; E. Schröder,
1. Aufl., Sonderband Curare 5/1989,
Vieweg Verlag, Braunschweig, Wiesbaden p. 87-96

Kohnen, N. (1990)
Schmerzerleben der Cabuntogueños. Faktoren des
Schmerzes in einer philippinischen Fischergruppe.
Natur- und GanzheitsMedizin 3, 246-251

Kohnen, N. (1992)
Traditionelle Medizin auf den Philippinen.
Angstbewältigung und Kognition bei Krankheit.
Beiträge zur Südasienforschung
Südasien-Institut Universität Heidelberg
Band 154, 1. Aufl., Steiner Verlag Stuttgart

Kohnen, N. (Hrsg.) (1997)
Kognition - Krankheit - Kultur. Bd. 1.1 Ethnomedizin.
Verlag Wissenschaft und Bildung, Berlin

Kohnen, N. (1998)
Angst als Indikator zur Messung der Wirksamkeit
traditioneller Heilbehandlungen?. In: Ethnotherapien
- Therapeutische Konzepte im Kulturvergleich -
Hrsg.: C. E. Gottschalk-Batschkus und C. Rätsch.
Curare Sonderband 14/98 VWB, Berlin p. 235-240

Kohnen, N. (2003)
Wahrnehmung und Wissen als Untersuchungsdimension. Kognitive Medizinanthropologie.
In: T. Lux (Hrsg.): Kulturelle Dimensionen der Medizin. Ethnomedizin – Medizinethnologie – Medical Anthropology.
Reimer Verlag, Berlin p. 57-88

Kotarba, J. (1983)
Chronic Pain: Its Social Dimension.
Beverly Hills, CA, Sage

Larbig, W. (1982)
Schmerz. Grundlagen - Forschung - Therapie.
1. Aufl., Kohlhammer, Stuttgart

Lévy-Strauss, C. (1981)
Strukturale Anthropologie I. Übers. von Hans Naumann,
2. Aufl., Suhrkamp Verlag (stv 226), Frankfurt

Malinowski, B. (1975)
Eine wissenschafliche Theorie der Kultur.
Übers. von Fritz Levy. 1. Aufl., Suhrkamp, Frankfurt

Melzack, R. (1978)
Das Rätsel des Schmerzes. Hippokrates, Stuttgart

Mersky, H.; Spear, F. G. (1967)
Pain: psychological and psychiatric aspects.
The Williams & Wilkens Co, Baltimore

Michler, M. (1979)
Zur Entstehung des medizinischen Schmerzbegriffes.
Orthopädische Praxis 15, 347-350

Morgagni, G. B. (1761)
De sedibus, et causis morborum per anatomen indagatis libri quinque.
2 Vol., typog. Remondiniana, Venetiis

Ngokwey, N. (1988)
Pluralistic ethniological systems in their social context: a Brasilian case study. In memory of James S. Coleman.
Soc. Sci. Med. 26(8), 793-802

Ohnuki-Tierney, E. (1984)
Illness and Culture in Contemporary Japan.
Cambridge, Cambridge Universitiy Press

Ots, T. (1988)
„Herr Doktor, ich fühl mich nicht." - „Ja, wo tut es denn weh?" Über die Rolle des Medizinsystems bei der Produktion chronischen Schmerzes.
In: Schmerz. Interdisziplinäre Perspektiven.
Curare Sonderband 6/1988 Hrsg.: K. Greifeld; N. Kohnen; E. Schröder, 1. Aufl., Vieweg Verlag, Braunschweig, Wiesbaden p. 115-127

Perkoff, G. T.; Stand, M. (1973)
Race and presenting complaints in myocardial infarction. Amerikan Heart Journal, 85(5), 716-717

Petrie, A. (1960)
Some psychological aspects of pain and the relief of suffering. Ann. N.Y. Acad. Sci. 86, 13-27

Quisumbing, E. (1978)
Medicinal plants of the Philippines.
1st ed., J.M.C. Press, Quezon City (M.M.)
Rakover, S. S. (1976)
Effect of discriminative cues and time interval on tolerance of pain as a measure of fear.
Psychol. Reports 38, 31-41

Reichwald, C. (2003)
Ethnomedizinische Untersuchungen bei emigrierten Burmesen über die menschliche Anatomie und Krankheiten.
Inaug. Diss. Med. Fak. Univ. Düsseldorf

Schäfer, M. (2001)
Schmerzmodulation durch Kälte, Wärme oder elektrische Stimulation. In: Schmerz.
Pathophysiologie - Pharmakologie - Therapie.
Hrsg.: K. Brune; A. Beyer; M. Schäfer
1. Aufl., Springer, Berlin, Heidelberg, New York, Barcelona... p. 26-28

Siebert, S. (2000)
Traditionelle Medizin, Körper- und Krankheitsverständnis in Boca do Acre, Brasilien.
Inaug. Diss. Med. Fak. Univ. Düsseldorf

Siebert, U. (1998)
Bedeutung und Messbarkeit von Angst als Indikator der Wirksamkeit traditioneller Heilmethoden.
In: Ethnotherapien - Therapeutische Konzepte im Kulturvergleich -
Hrsg.: C. E. Gottschalk-Batschkus und C. Rätsch.
Curare Sonderband 14/98 VWB, Berlin p. 266-270

Siebert, U.; Kohnen, N. (1997)
Untersuchungsmethoden: Clusteranalyse und multidimensionale Skalierungsmethode.
Kognition - Krankheit - Kultur. Band 1.1 Ethnomedizin, Verlag für Wissenschaft und Bildung, Berlin: 29-41

Sternbach, R. A.; Murphy, R. W.; Timmermans, G. et al. (1974)
Measuring the severity of clinical pain.
In: Advances in Neurology. Ed. J.J. Bonica, Vol 4, Pain, Raven Press, New York 281-295

Sternberg, R. A.; Tursky, B. (1965)
Ethnic differences among housewives in psychophysical and skin potential responses to electric shock.
Psychophysiology 1, 241-246

Stevenson, M.C. (1905)
The Zuni Indians. 23rd Annual Report of the Bureau of American Ethnology, Smithsonian Institution, Washington
Tavera, T.H.P. de (1892)
Plantas medicinales de Filipinas. 1. ed., Madrid

Toellner, R. (1971)
Die Umbewertung des Schmerzes im 17. Jahrhundert in ihren Voraussetzungen und Folgen.
Med. Hist. J. 6, 36-44

Wisenberg, M. (1982)
Schmerz und Schmerzkontrolle. In: Schmerz. Fortschritte der Klinischen Psychologie.
Bd. 27. Hrsg: W. Keeser; E. Pöppel; P. Mitterhusen, Urban und Schwarzenberg, München p. 191-240

Weiss, J. M. (1971a)
Effects of coping behavior in different warning signal conditions on stress pathology in rats. J. Comparative Physiological Psychology 77/1, 11-13

Weiss, J. M. (1971b)
Effects of punishing the coping response (conflict) on stress pathology in rats.
J. Comparative Physiological Psychology 77/1, 14-21

Weiss, J. M. (1971c)
Effects of coping behavior with and without a feed-back signal on stress pathology in rats.
J. Comparative Physiological Psychology 77/1, 22-30

Wissler, C. (1921)
The sun dance of the Blackfoot Indians.
American Museum of Natural History Anthropology Papers, 16, 223-270

Zborowski, M. (1952)
Cultural components in responses to pain.
Journal of Social Issues 8, 16-30

Zborowski, M. (1969)
People in pain. 1st ed., Jossey-Bass, San Francisco

Bildverzeichnis

Marco de Carvalho:
Abb. 5.17 - 5.19

K.F.C., Much:
Abb. 5.10, 5.14, 5.16, 5.23

Norbert Kohnen:
Titelbild, Abb. 5.1 - 5.9, 5.11 - 5.13, 5.15, 5.24, 5.25

Mirko Kuhnigk:
Abb. 5.20 - 5.22